消除頸、肩、腰部疼痛與身體不適！

疲勞硬梆梆的肩胛骨一口氣甦醒

壽・若林孝誌
ITNESS ラクネス）

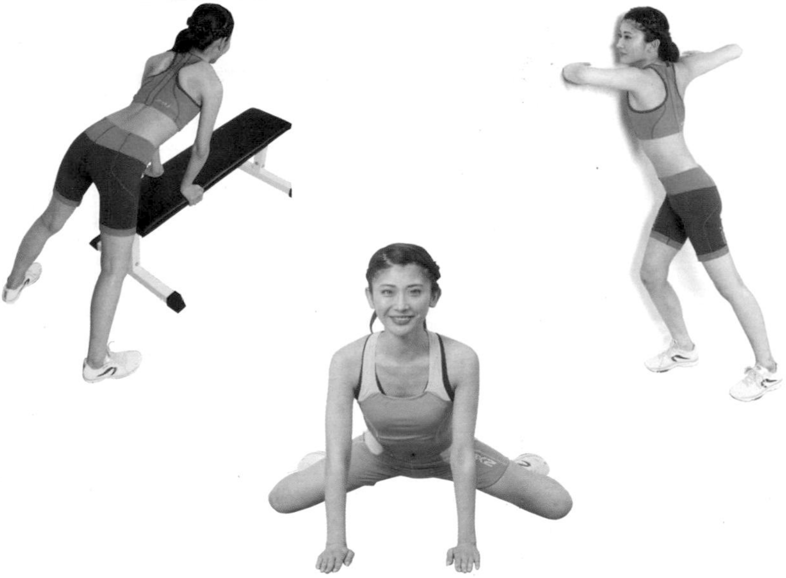

瑞昇文化

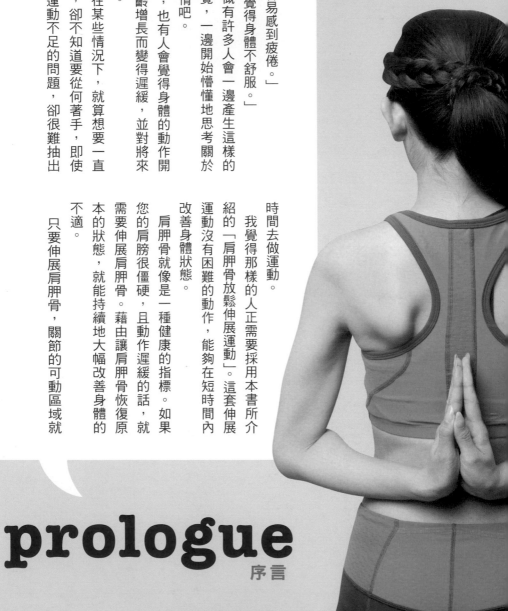

prologue 序言

「變得容易感到疲倦。」
「總覺得身體不舒服。」

大概有許多人會一邊產生這樣的感覺，一邊開始懵懂地思考關於健康的事情吧。

我認為，也有人會覺得身體的動作開始隨著年齡增長而變得遲緩，並對將來感到不安。

不過，在某些情況下，就算想要一直維持健康，卻不知道要從何著手，即使想要解決運動不足的問題，卻很難抽出時間去做運動。

我覺得那樣的人正需要採用本書所介紹的「肩胛骨放鬆伸展運動」。這套伸展運動沒有困難的動作，能夠在短時間內改善身體狀態。

肩胛骨就像是一種健康的指標。如果您的肩膀很僵硬，且動作遲緩的話，就需要伸展肩胛骨。藉由讓肩胛骨恢復原本的狀態，就能持續地大幅改善身體的不適。

只要伸展肩胛骨，關節的可動區域就

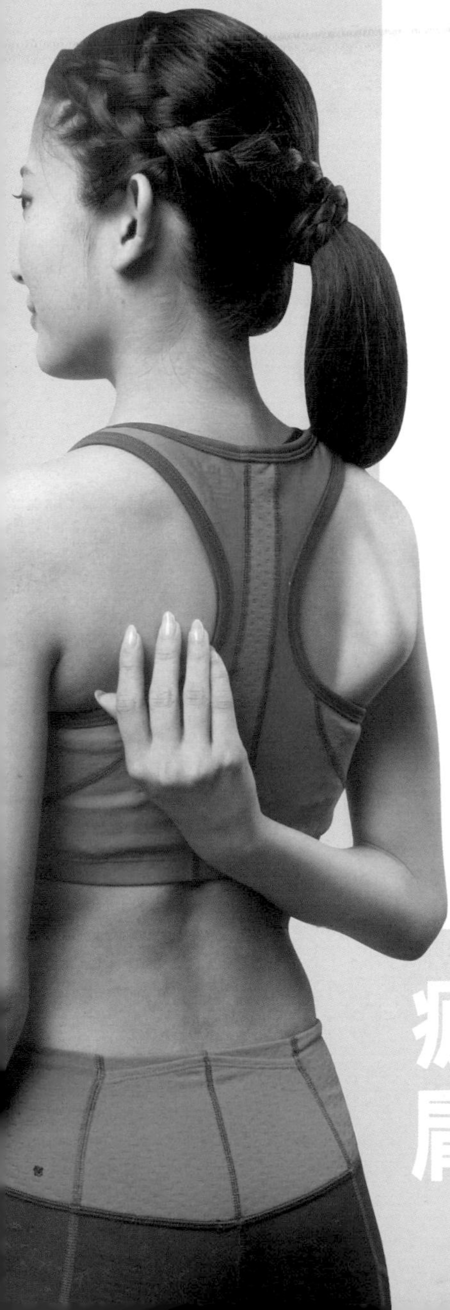

會擴大，促進血液循環，改善肩膀痠痛。再者，如果能夠調整好整個身體的平衡，也能使身體變得不易感到疲倦。

在本書所介紹的肩胛骨放鬆伸展運動中，不需要勉強地伸展身體，或是很用力，身體也不會感覺疼痛。只要反覆地進行不會伴隨疼痛的伸展運動，肩胛骨自然就會逐漸地伸展開來。

另外，除了肩胛骨以外，也要同時重視骨盆。當肩胛骨伸展開來，恢復正常狀態後，骨盆的動作也會跟著變得順暢，使腰痛等症狀獲得改善。為了提昇這些伸展運動的效果，本書也會介紹骨盆周圍的伸展運動。

俗話說「有志者事竟成」，藉由每天反覆地進行簡單的伸展運動，您應該就能透過背部來感受到身體所產生的巨大變化。

在日常生活中，請試著在工作空檔、用餐後、站在廁所內的時候，運用本書的訓練菜單。當肩胛骨變得能夠自由地活動時，您的身體不適症狀肯定會獲得改善。

疲勞硬梆梆的肩胛骨
一口氣甦醒

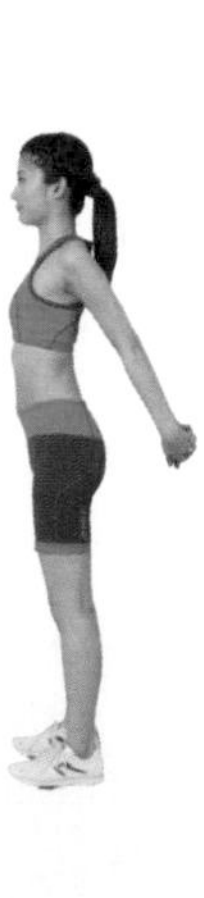

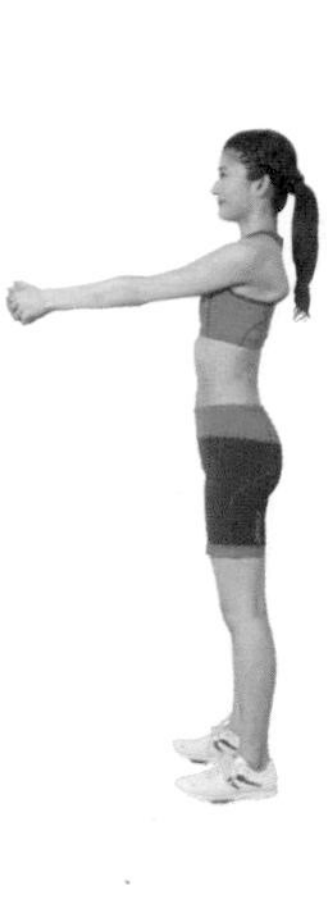

消除頸、肩、腰部的疼痛與身體的不適！

疲勞硬梆梆的肩胛骨一口氣甦醒

CHAPTER 3

消除腰痛！骨盆&髖關節伸展運動

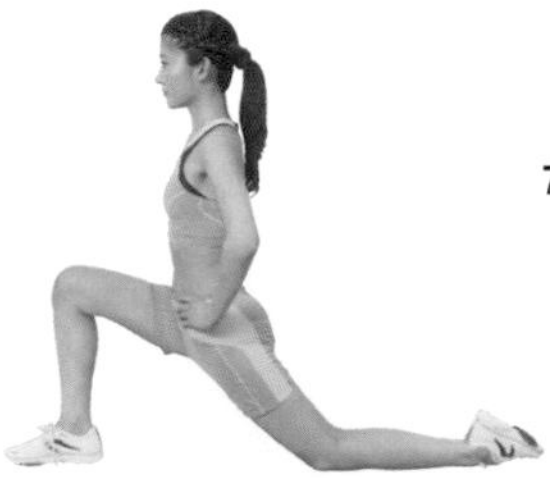

CHAPTER 4

讓肩胛骨和骨盆同時伸展！

複合式伸展運動

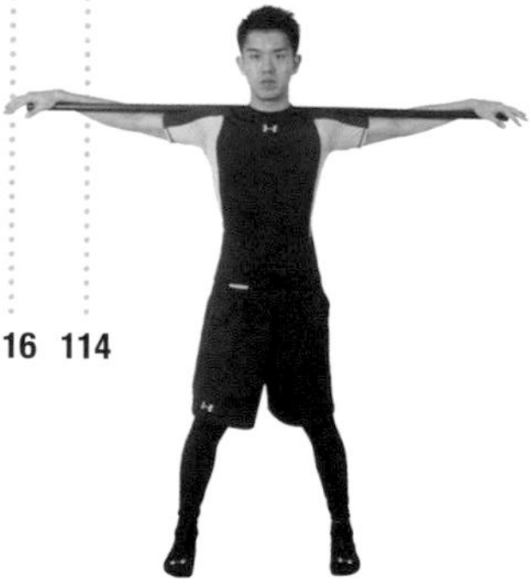

CHAPTER 5

藉由他人協助來提昇效果的雙人伸展運動

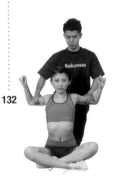

帶有不同目標的訓練計劃

去嘗試適合自己的訓練計劃吧！

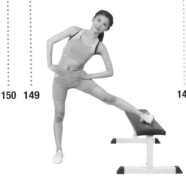

專欄

column

本書的使用方式

How To Use

在第2章之後所介紹的伸展運動實踐章節中，會透過照片與文章來詳細解說伸展運動的進行方式。基本上，會透過跨頁來解說一個項目，所以只要把該跨頁大大地打開，就會很好懂。

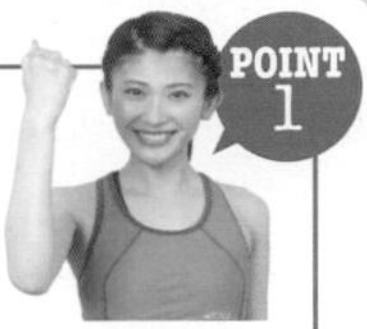
POINT
1

關於伸展運動的動作與目的

此處所彙整的內容為，藉由伸展運動的動作，或是進行伸展運動，能夠讓身體的某處獲得什麼樣的效果。重點在於，要先理解大致上的身體動作與目的後，再進行伸展運動。

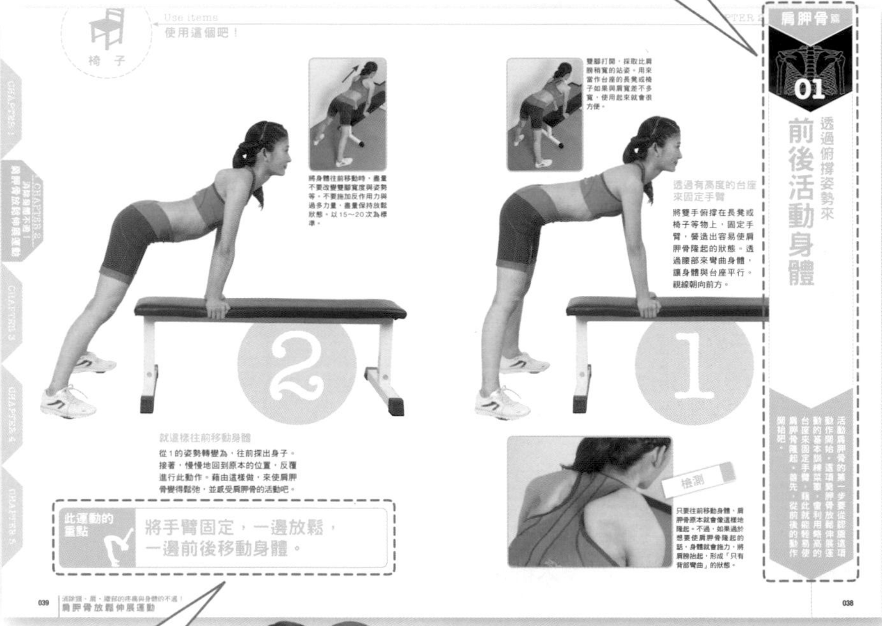
Use items
使用這個吧！
椅子
肩胛骨篇
01
透過俯撐姿勢來
前後活動身體
活動肩胛骨的第一步要從鬆緩這項動作開始。透過肩胛骨放鬆伸展運動的基本訓練菜單，會利用有高度的台座來固定手臂，藉此就能輕易使肩胛骨隆起。首先，從前後的動作開始吧。
雙腳打開，採取比肩膀稍寬的站姿。用來當作台座的長凳或椅子如果與肩寬差不多寬，使用起來就會很方便。
透過有高度的台座來固定手臂
將雙手俯撐在長凳或椅子等物上，固定手臂，營造出容易使肩胛骨隆起的狀態。透過腰部來彎曲身體，讓身體與台座平行。視線朝向前方。
1
檢測
只要往前移動身體，肩胛骨原本就會像這樣地隆起。不過，如果過於想要使肩胛骨隆起的話，身體就會施力，將肩膀抬起，形成「只有背部彎曲」的狀態。
將身體往前移動時，盡量不要改變雙腳寬度與姿勢等。不要施加反作用力與過多力量，盡量保持放鬆狀態。以15～20次為標準。
2
就這樣往前移動身體
從1的姿勢轉變為，往前探出身子。接著，慢慢地回到原本的位置，反覆進行此動作。藉由這樣做，來使肩胛骨變得鬆弛，並感受肩胛骨的活動吧。
此運動的重點
將手臂固定，一邊放鬆，一邊前後移動身體。
039
消除頸、肩、腰部的疼痛與身體的不適！
肩胛骨放鬆伸展運動
038

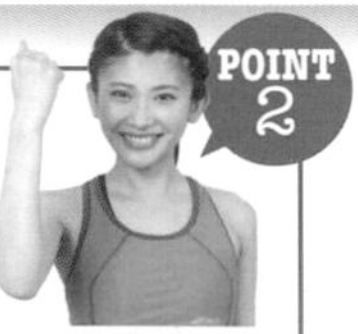
POINT
2

訓練時要特別注意的事項

此處所彙整的內容為，進行伸展運動時要特別注意的事項。藉由留意此處所記載的重點，就能確實地進行伸展運動，並得到效果。

各種伸展運動的訓練菜單都是「以20次為1組」

各種伸展運動的訓練菜單都是以20次為1組。在合理的範圍內，各項訓練菜單一天進行1～數組。在某些訓練菜單中，也會分別讓各個部位的左右兩邊都運動到。請大家均衡地進行伸展運動，讓左右兩邊都各進行20次吧。

CHAPTER

能夠調整身體狀態的肩胛骨伸展運動

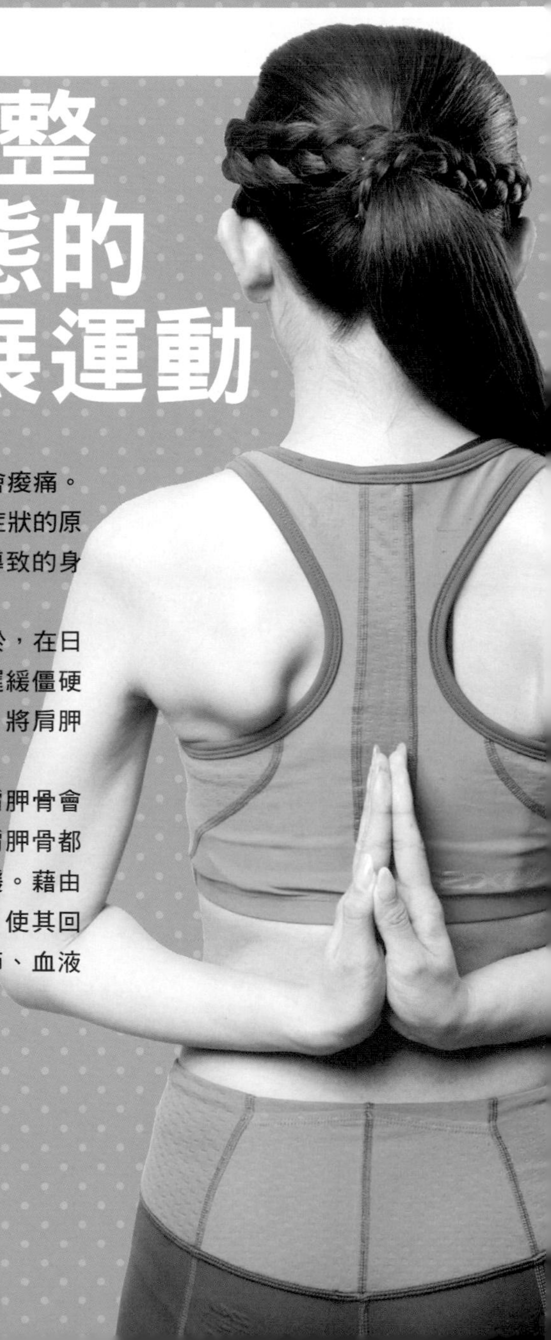

容易感到疲倦，總覺得某個部位會痠痛。讓您感到苦惱的各種身體不適症狀的原因，也許是事務工作或運動不足所導致的身體僵硬痠痛。

「肩胛骨放鬆伸展運動」的目的在於，在日常生活中，宛如像是要將完全變得遲緩僵硬的肩胛骨從軀幹上「剝下來」似地，將肩胛骨伸展開來。

在維持四肢的動作與姿勢方面，肩胛骨會發揮重要的作用。不過，許多人的肩胛骨都會縮進身體內部，導致動作變得遲緩。藉由將原本能夠自由活動的肩胛骨鬆開，使其回到適合的位置，就能調整肌肉、關節、血液流動等全身的平衡。

CHAPTER 1 01

只要活動肩胛骨，全身就會開始動起來

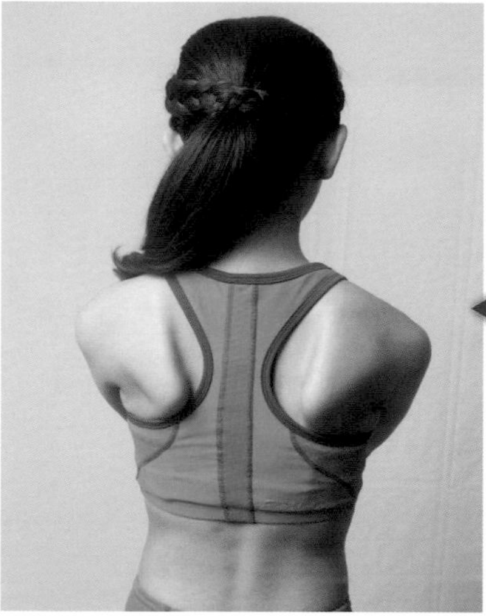

只要從肋骨上將肩胛骨伸展開來，可動區域就會擴大，肩胛骨本身會變得能夠柔軟地上下左右活動。

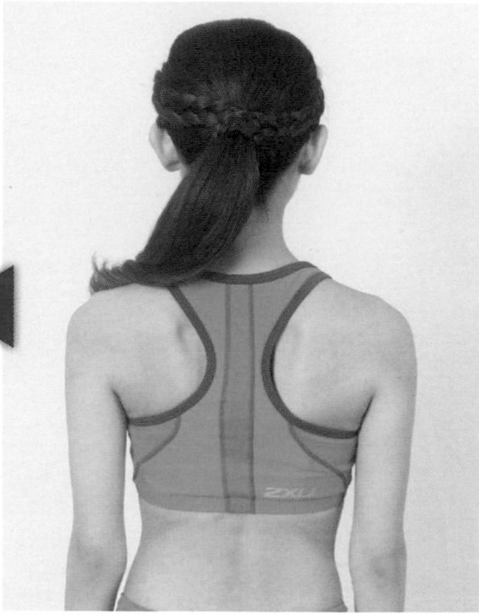

連接軀幹與手臂的大塊三角形骨骼就是肩胛骨。只要肩胛骨位於正確的位置，在一般狀態下，也會稍微隆起。

被視為上半身重要骨骼的肩胛骨的作用

肩胛骨負責將肩膀、手臂，以及位於手臂前端的手腕和手指與軀幹串連起來，是非常重要的骨骼。由於位於背部，所以大家平常也許很少會去注意。不過，只要從背後觀看全身，就會發現這塊大骨頭占據了上半身相當大的面積。雖然在日常生活中，進行「拿東西、坐在辦公桌前使用鍵盤滑鼠」這類動作時不太感覺得到肩胛骨的存在，但肩胛骨原本就能夠上下左右地自由活動，而且可動範圍比想像中來得大。

近年來，由於運動不足或長時間進行事務工作的影響，有愈來愈多人的肩胛骨沒有正確地活動，而且緊黏在軀幹上，只在狹小的範圍內活動。由

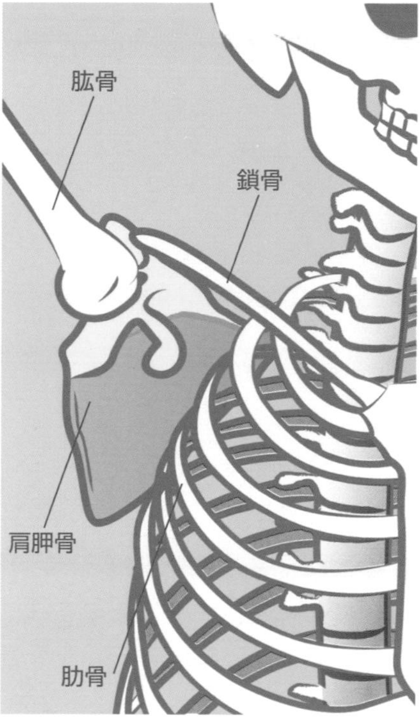

肩胛骨只透過鎖骨來連接軀幹

雖然肩胛骨看起來像是靠在肋骨的彎曲處上，但肩胛骨並沒有與肋骨（胸廓）直接相連。肩胛骨上方連接了鎖骨，側面則與手臂（肱骨）相連。由於下方有肌肉支撐，所以肩胛骨本身會依照人體的動作，自由地在背部上活動。

於肩胛骨周圍聚集了各種大小的肌肉、肌腱、韌帶、關節、血管，所以當肩胛骨處於不動狀態時，這些部位就會失去原本的功能，還可能會引發肩膀痠痛、腰痛、頭痛、身體疲勞等慢性的身體不適症狀。

肩胛骨放鬆伸展運動是打造健康身體的第一步。藉由讓「變得僵硬酸痛的肩胛骨」活動，來調整全身的平衡，並打造出「能夠自由活動的身體」吧。

肩胛骨原本就是隆起的

形狀有如等腰三角形的肩胛骨雖然包覆著肋骨，但並沒有與肋骨直接相連，而是位於與肋骨稍微分開的位置，以懸浮的狀態被固定住。

只要做出挺胸姿勢，左右兩邊的肩胛骨就會自然地互相靠近，這就是肩胛骨原本的正確位置。不過，大部分人的肩胛骨因為姿勢不良與周圍肌肉的影響，所以會分散到左右兩邊的外側。當肩胛骨緊貼著肋骨的彎曲處，並「嵌入」軀幹內時，就會經常導致肩膀周圍的組織變得緊繃，使可動區域縮小。肩胛骨放鬆伸展運動能夠將肩胛骨從肋骨上伸展開來，使其回到原本的正確位置。

肩胛骨能夠自由自在地在背部活動

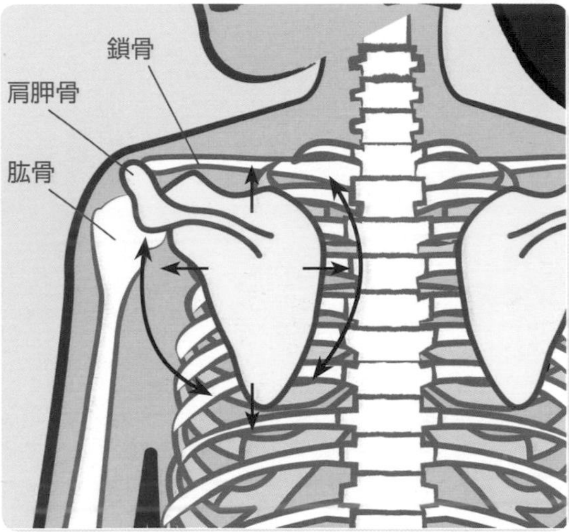

與鎖骨和肱骨相連的肩胛骨除了能夠上下左右地活動，還能朝兩個方向旋轉。此動作的幅度愈大，肩胛骨的可動範圍也會跟著變大。

肩胛骨的活動原理

肩胛骨與鎖骨和肱骨相連，並被各種周圍組織包覆。肩胛骨被視為驅幹的中繼點，能夠發揮讓手臂「產生」動作的作用。如同圖中的箭頭那樣，肩胛骨本身也能朝六個方向活動。肩胛骨的活動方式分成六種：朝著脊骨方向活動肩胛骨的「內收」、相反地朝著外側活動的「外展」、將肩胛骨抬起的「上舉」、使肩胛骨降低的「下壓」、透過舉起手臂的動作等方式，讓肩胛骨宛如打開成八字形般地沿著內側轉動的「內旋」、相反地朝著外側轉動的「外旋」。

正常的肩胛骨不會受到肌肉等因素的限制，可以自由地朝六個方向活動。但是，僵硬酸痛的肩胛骨會受到某種因素的牽連與干擾，導致活動範圍受限。

原本，自然的肩胛骨就能從肋骨上剝下，呈現懸浮狀態，所以看起來像是隆起的，只要從背後觀看，就能清楚地得知其形狀與活動的模樣。

6種肩胛骨的正確動作

由於肩胛骨的作用是連接各種肌肉，所以其動作原本就相當強而有力。如同下圖中所示範的那樣，肩胛骨的活動方向共有6種，包含了活動方向相反（向上與向下、向左與向右）的3套動作。

內旋(向上迴旋)

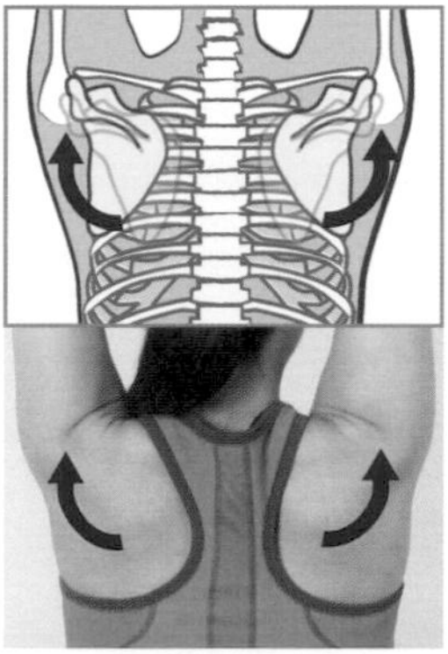

肩胛骨的關節面朝向上方。透過舉手動作來讓肩胛骨轉動。內旋也叫做向上迴旋。

上舉

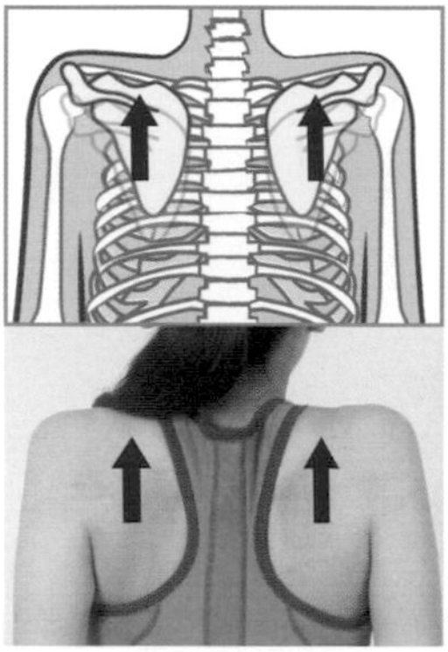

宛如往上推似地，讓肩胛骨向上移動。由於和鎖骨相連的整個肩膀會抬起，所以會形成聳肩的動作。

內收

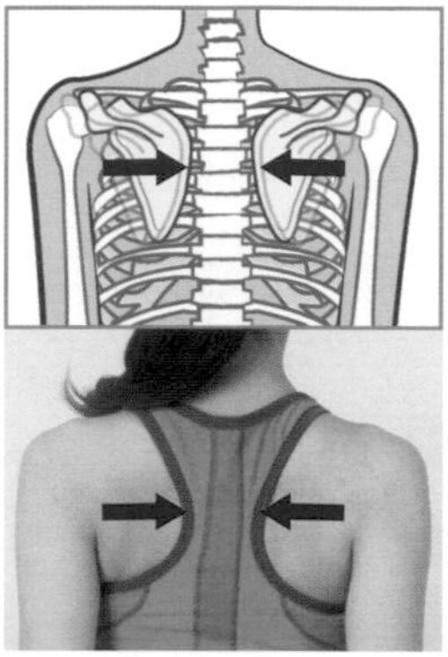

宛如挺胸似地，讓肩胛骨靠向脊骨中央。肩胛骨會沿著胸廓，朝內側滑動。

外旋(向下迴旋)

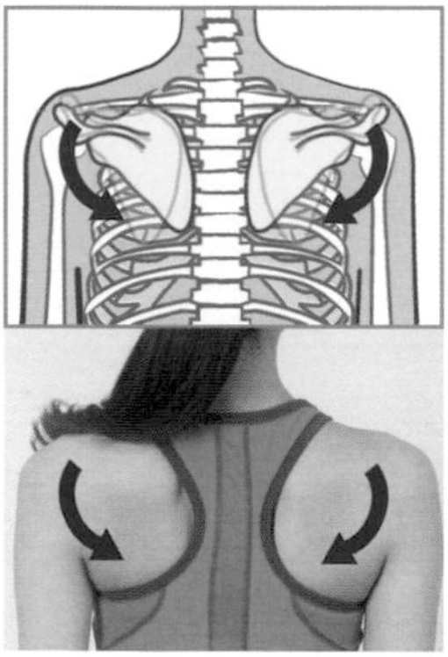

肩胛骨在轉動時，其關節面會朝向下方。將舉起的手放下時的動作。也叫做向下迴旋。

下壓

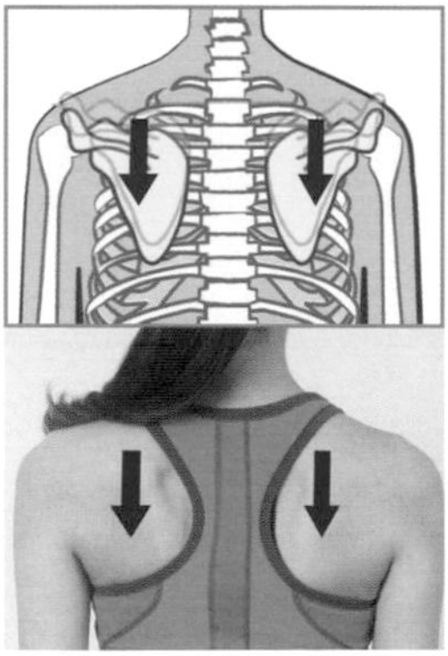

肩胛骨會沿著胸廓往下移動。與上舉完全相反，肩胛骨會往下移動，肩膀也會跟著下降。

外展

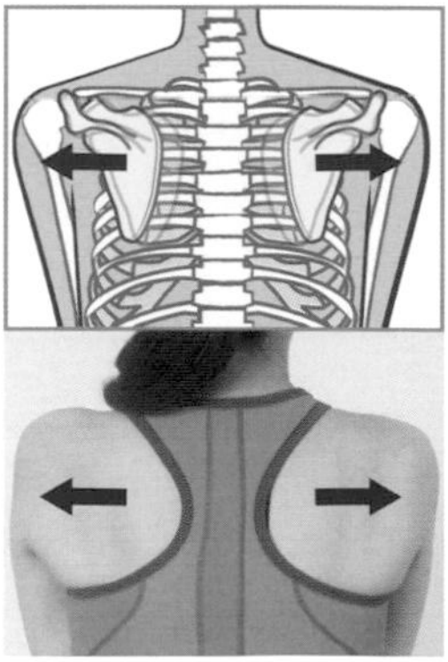

與內收相反，這是讓肩胛骨向外伸展的動作。肩胛骨不會旋轉，而是朝向身體外側滑動。

CHAPTER 1 03

你知道肩胛骨位於何處嗎？

首先，試著刻意地活動肩胛骨吧

在之前的章節中，已說明了肩胛骨的構造與動作。從本章節開始，會依序地詳細說明，為何將肩胛骨「剝下」對身體有益。

「你知道你的肩胛骨位於何處嗎？」

聽到這樣的問題後，大家會如何回答呢？大部分知道肩胛骨位置的人，應該會指著背部上方，並說「在這附近」。不過，隨著年齡的增長，想要流暢地觸摸自己的肩胛骨，確認「這就是肩胛骨」，會變得愈來愈困難。因為現代人的肩膀就是失去了如此多的柔軟度與自由度。

將黏在肋骨上一動也不動的肩胛骨剝下，使其變得能夠自由活動。這樣做會使你的身體產生許多正面的變化。

只要肩胛骨的活動情況變得良好，其周圍的肌肉就會放鬆，血液循環也會變好。之前透過拚命按摩來舒緩的肩膀與背部的痠痛與緊繃症狀，現在只要靠肩胛骨放鬆伸展運動，就會順利地獲得改善。

當肩胛骨開始活動，並回到原本應有的位置上後，從用來支撐頭部的頸部、肩膀到胸部（胸椎）、腰部（骨盆）之間的平衡也會獲得改善，全身的關節、肌肉的動作則會恢復原狀。只要肩胛骨能夠在正確的位置上柔軟地活動，姿勢就會持續獲得改善。

調理身體的第一步就是解放肩胛骨。先從想像「原本被埋在背部中的肩胛骨變得能夠自由地活動」做起吧。

試著檢測肩胛骨的可動區域吧！
從32頁開始會介紹如何檢測可動區域

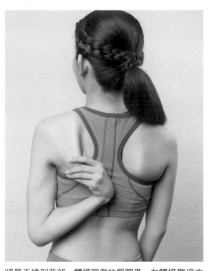

將單手繞到背部，觸摸同側的肩胛骨。在觸摸難度方面，大多數人的左右兩邊會有差異。

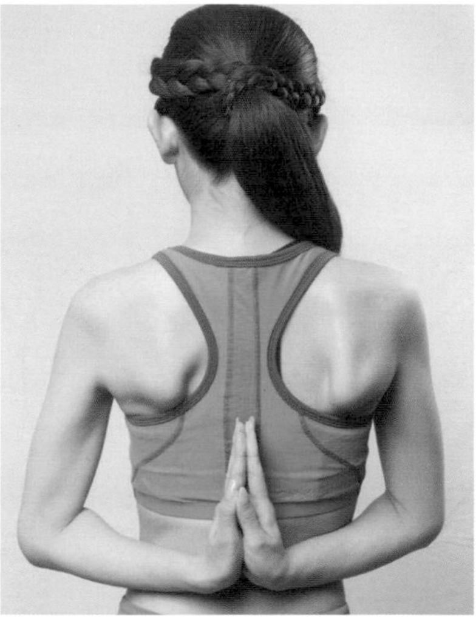

將雙手手掌合起來，讓指尖朝上。僵硬程度很嚴重時，雙手手掌有時會無法緊緊地合起來。

尋找失蹤的肩胛骨

為了察覺之前沒有去留意的肩胛骨的存在，所以請大家試著去「尋找」被埋在背部的肩胛骨吧。

當一個人的肩胛骨動作較遲鈍時，其背部大致上是平坦的。即使想要將手繞到背後觸摸肩胛骨，應該也會覺得活動範圍受到限制吧。

為了得知自己的肩胛骨處於何種狀態，有一種方法可以用來檢測肩胛骨的可動範圍。如同上面的照片那樣，進行簡單的伸展運動，自己觸摸自己的肩胛骨，試著活動肩胛骨，使其浮現。之後會詳細介紹具體的方法。

CHAPTER 1 04

你的肩胛骨之所以變硬的原因

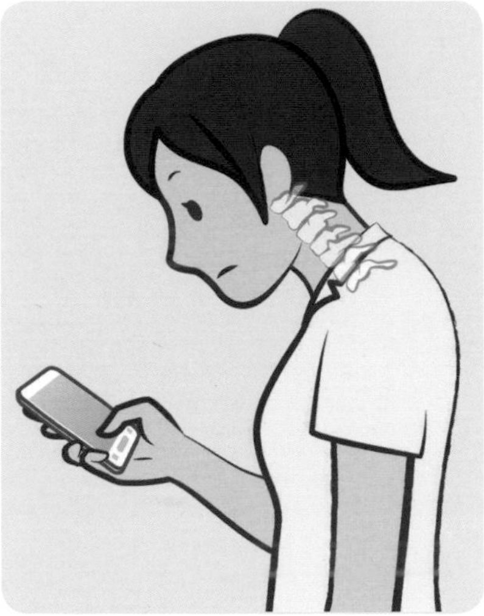

伸長脖子低頭看智慧型手機的姿勢也會使頸部～肩胛骨附近的肌肉變得僵硬。

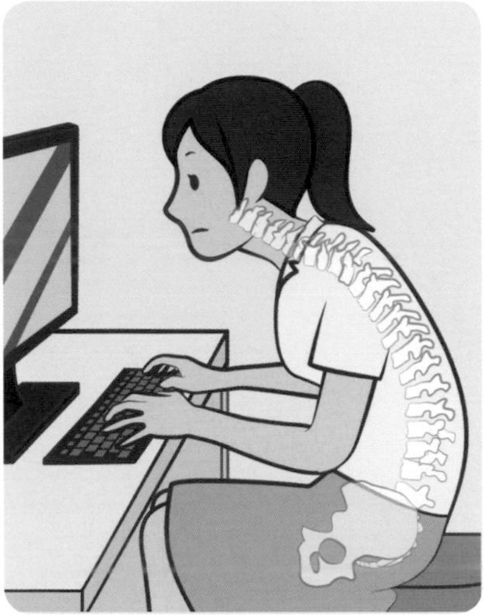

進行事務工作時，如果維持前傾姿勢的話，就會對身體造成負擔。如果長時間保持這種姿勢，肩胛骨也會變得僵硬。

危險存在於日常生活中！這種動作會使肩胛骨變得僵硬

在工作中長時間對著電腦，即使是回家後的休息時間，也總是盯著智慧型手機。在日常生活中，我們這些不經意的動作，會對頸部與肩膀造成比想像中還要大的負擔。人類的肌肉如果不使用的話，就會失去柔軟度與彈性，變得僵硬。當一個人運動不足時，身體之所以很僵硬，就是因為肌肉處於沒有伸展開來的僵硬狀態。

工作以辦公事務為主的人，經常會長時間處於相同姿勢。過著便利生活的現代人，平時就只會使用固定幾個部位的肌肉，全身的肌肉容易退化。就算說這是生活習慣病（文明病）的起因之一也不為過。

不良姿勢

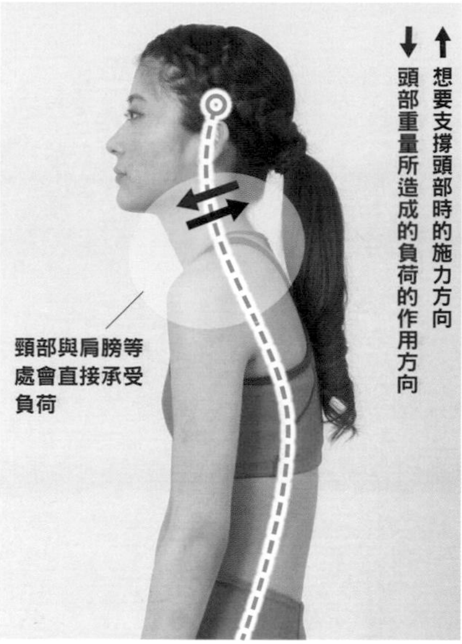
想要支撐頭部時的施力方向
頭部重量所造成的負荷的作用方向
頸部與肩膀等處會直接承受負荷

正確姿勢

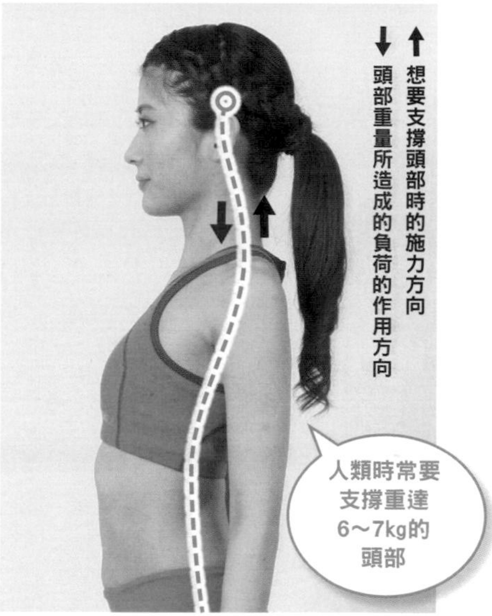
想要支撐頭部時的施力方向
頭部重量所造成的負荷的作用方向
人類時常要支撐重達6～7kg的頭部

肩胛骨靜止不動的人要特別注意肌肉的交叉點

肩胛骨的周圍有與頸部相連的斜方肌、包覆肩膀的三角肌等重要肌肉，結構錯綜複雜，宛如交叉路口似的。如果這些肌肉變硬，肩胛骨也會緊貼在背部上，變得僵硬。

在人體內，骨骼、關節、肌肉等部位是透過巧妙的平衡來互相支撐的。當肩胛骨變得僵硬，姿勢的平衡遭到破壞的話，頸部與肩膀就必須直接承受據說重達6～7公斤的頭部，並引發惡性循環。再加上，進行事務工作與操作智慧型手機都會使人經常維持前傾姿勢，即使只是站著或坐著，在不知不覺中，我們的身體就會產生很大的毛病。

CHAPTER 1 05

伸展肩胛骨的好處為何？

好處1 血流變得順暢 肩膀痠痛消失了

只要將因平常的習慣而變得僵硬的肩胛骨從胸廓上剝下，將其解放，你的身體就會產生許多正向的變化。接下來，我們來介紹一部分好處。

這樣做的一大好處在於，可以消除早已可以說是國民病，且讓許多人感到困擾的「肩膀痠痛」症狀。

當我們持續維持相同姿勢，只讓某個特定部位來承受負荷的話，肌肉就會疲勞，變得僵硬。肌肉一旦變硬，不僅會對關節與姿勢造成不良影響，還會使周圍的血管變小，導致血液循環也變差。如此一來，透過血管來運送的氧氣量也會減少，原本應該被帶走的廢物也會殘留在肌肉內，成為肌肉痠痛的原因。這就是肩膀痠痛症狀的形成原理。

如果頸部與肩膀周圍的肌肉變得僵硬，導致血管變窄，並反覆出現痠痛、緊繃情況的話，此症狀就會逐漸地慢慢形成。雖然肩膀痠痛的發生原理包含了各種原因與順序，但是當一個人有慢性痠痛的煩惱時，首先，我們應該可以說，其肩胛骨的活動情況肯定很差，而且處於僵硬痠痛狀態。

一般來說，消除肩膀痠痛症狀的方法是按摩。按摩能夠藉由給予身體刺激，來將變硬的肌肉揉開，獲得暫時性的效果。依照同樣的道理，我們也能透過泡澡或溫熱貼布等方式來促進血液循環，緩解症狀，使人感到輕鬆。不過，這些方法都只是對症療法，只要經過一段時間，身體就會立刻回到原本的狀態。

之前也曾說明過，由於事務工作的影響，以及平常運動不足，現代人的

變得不易活動的僵硬肩胛骨

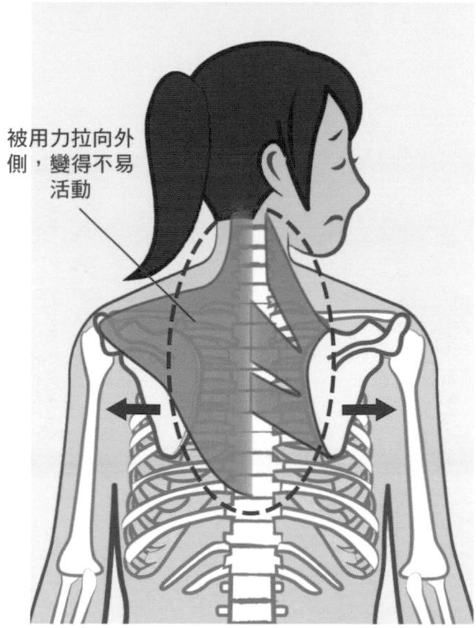

正常活動的肩胛骨

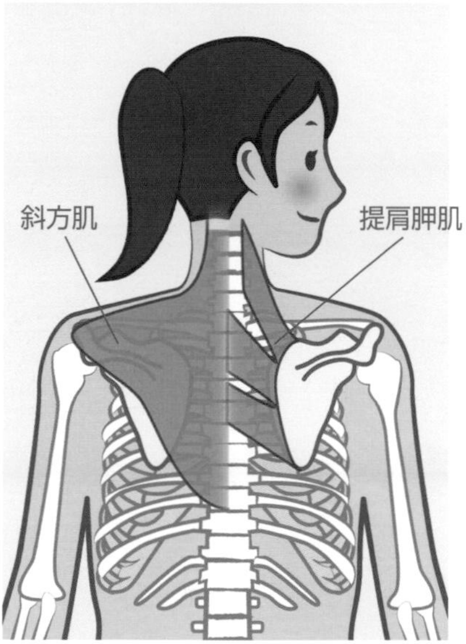

肩胛骨會變得僵硬，動作也會變得遲緩。因為這項原因，肩膀周圍那些用來包覆肩胛骨的斜方肌與提肩胛肌等大型肌肉會被用力拉向外側，變得緊繃僵硬、不易活動，導致血液循環變差。

肩胛骨放鬆伸展運動能夠讓肩胛骨回到原本的位置，並擴大可動區域。由於不僅能將引發痠痛症狀的僵硬肌肉揉開，還能擴大肩膀與手臂的可動範圍，所以具備消除、預防肩膀痠痛症狀的功效。另外，肩胛骨一旦回到正確的位置上，胸腔就會打開，使呼吸量增加。藉由將氧氣送到體內，血液循環也會獲得改善。

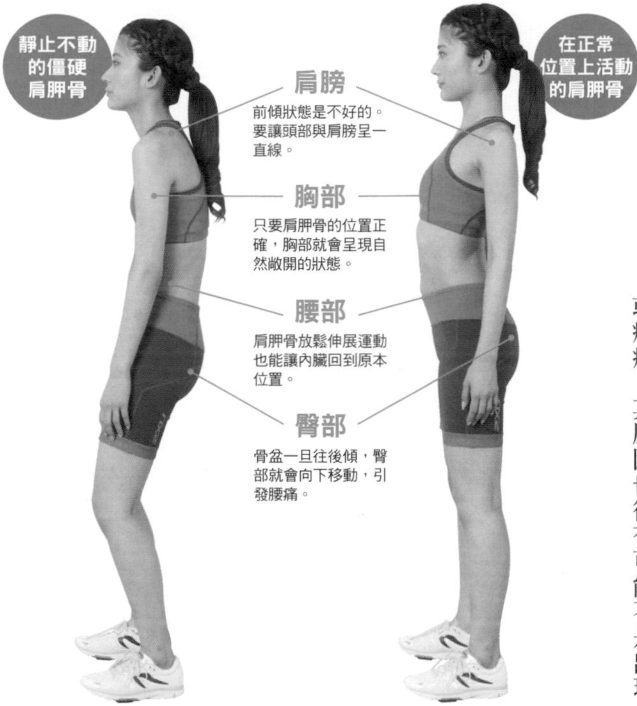
靜止不動的僵硬肩胛骨
在正常位置上活動的肩胛骨
肩膀
前傾狀態是不好的。要讓頭部與肩膀呈一直線。
胸部
只要肩胛骨的位置正確，胸部就會呈現自然敞開的狀態。
腰部
肩胛骨放鬆伸展運動也能讓內臟回到原本位置。
臀部
骨盆一旦往後傾，臀部就會向下移動，引發腰痛。

好處2 調整身體平衡，改善姿勢

　在人體內，各個部分會互相影響，並取得平衡。即使某個部位感到痠痛或疼痛，其原因也很有可能不是出現症狀的部位。肩胛骨當然與肩膀、手臂相連，而且也和頸部、胸部、腋下、腰部等處的肌肉相連，會對全身產生影響。只要透過肩胛骨放鬆伸展運動，來將肩膀周圍的肌肉揉開，擴大可動區域，胸部、腰部的骨頭與肌肉也會回到正確的位置上，而且連姿勢都能獲得改善。

　如同照片（右）那樣，只要肩胛骨位於正確的位置上，人體就會呈現「從頭部到頸部、肩膀、腰部、腳後跟都連成一直線」的姿勢。另一方面，如同照片（左）那樣，當肩胛骨朝向外側打開，並變得僵硬時，肩膀就會向前突出，腰部則會往下移動，形成很不平衡的站姿。如果能讓肩胛骨回到原本的位置，身體就能呈現不用讓胸椎、骨盆勉強承受身體重量的姿勢，並做出自然的動作。

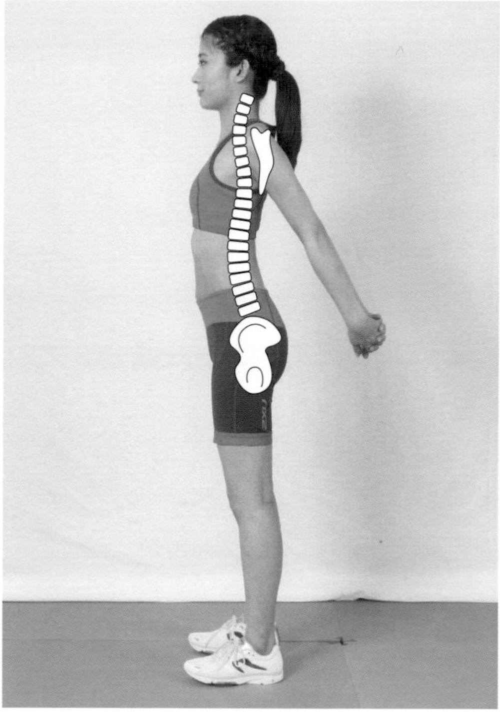

能讓肩胛骨回到正確位置的姿勢

只要將肩胛骨移到正確的位置，就會牽動胸椎與骨盆，脊骨也會呈現原本應有的正確弧形。在這種狀態下做運動，所需的力量會比之前來得少。

好處 3

新陳代謝獲得改善，身體變得不易疲倦

肩胛骨放鬆伸展運動不僅能夠消除身體的痠痛症狀，也能夠改善「容易疲倦」、「倦怠感」等慢性的身體不適症狀。

只要讓肩胛骨回到正確的位置上，之前不太使用的肌肉就會開始活動，血管也會變得能夠充分發揮原本的作用。在向前傾的不良姿勢中，肋骨與骨盆會變形，內臟會下垂或是受到壓迫，對新陳代謝造成不良影響。

雖然進行肩胛骨放鬆伸展運動時，著重的是肩胛骨，但這項運動能夠透過肩胛骨來牽動胸椎、骨盆，合理地調整全身的平衡與姿勢。

正確的姿勢也能改善肌肉、關節的動作，進而使內臟的運作變得順暢。如果能夠維持正確的姿勢，就不會使身體產生太多負擔，在日常生活中，也會變得不易感到疲倦。

好處4 改善鬆垮的身體，塑造身體曲線

只要讓會對姿勢產生很大影響的肩胛骨回到原本位置，就能產生塑身效果。住在地球上的人類無論怎樣都無法逃避的重力，是鬆垮體型的天敵。在生活中，前傾姿勢與正確姿勢所造成的「鬆垮程度」是有差異的。

採取前傾姿勢的人，其肩胛骨會被拉向外側，胸部的位置也很低，下垂的內臟會導致腹部凸出，進而使骨盆往後傾，讓臀部看起來也像是下垂的。

一旦持續處於這種狀態，就會進入「內臟的情況、血液、內分泌的循環變差，代謝也跟著變差」這種惡性循環。胸部與腹部、臀部的形狀也會接二連三地定型。即使在其他人面前會刻意保持正確姿勢，但沒有留意姿勢的時間還是比較多，因此可以說是「杯水車薪」吧。

只要讓肩胛骨回到原本的位置，即使不用特別去注意，在生活中也能自然地維持正確姿勢，所以可說是一舉兩得。向前傾的「駝背」情況會消失，胸部會向前挺，隆起的小腹也會獲得改善，臀部也會緊緊地往上提，塑造身體曲線。只要血液循環與代謝有所改善，瘦身效果也會進一步提昇，隨著姿勢的改善，身體也會跟著持續不斷地產生變化。

打造容易燃燒體脂肪，且不易發胖的身體

如果不使用肌肉的話，不僅會使身體變硬，內臟的功能也會下降，新陳代謝的循環會變差。

在這種情況下，即使打算拚命減

只要用正確的姿勢進行訓練，即使是輕度的運動，也能燃燒脂肪，瘦身效果是可以期待的。據說，肩胛骨周圍有許多褐色脂肪細胞，只要刺激該細胞，就能進一步提昇脂肪燃燒效果。從平常走路時，就多留意吧，看看自己是否有維持正確姿勢。

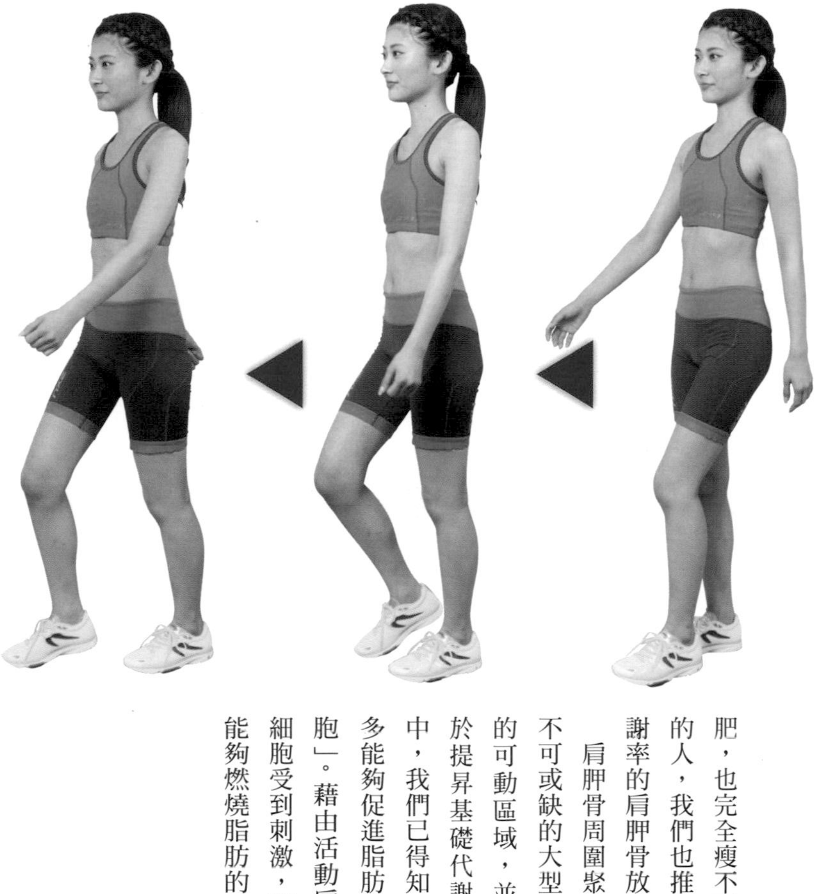

肥，也完全瘦不下來。對於想要減肥的人，我們也推薦有助於提昇基礎代謝率的肩胛骨放鬆伸展運動。

肩胛骨周圍聚集了很多活動身體時不可或缺的大型肌肉。光是擴大肌肉的可動區域，並使用肌肉，就有助於提昇基礎代謝率。在近年的研究中，我們已得知，在肩胛骨周圍有許多能夠促進脂肪燃燒的「褐色脂肪細胞」。藉由活動肩胛骨來使褐色脂肪細胞受到刺激，讓體溫上昇，打造出能夠燃燒脂肪的「不易胖體質」。

掌握住「不是伸展，而是受到伸展」的感覺吧

與舊式伸展運動之間的差異

聽到伸展運動時，你會產生什麼樣的印象呢？「我的身體很硬，所以要稍微勉強自己。」「進行伸展時，必須忍受疼痛才行。」如同這樣的感想，我們認為許多人都對伸展運動帶有「如果不痛，就是沒有伸展開來」這種感覺。

開始進行肩胛骨放鬆伸展運動時，請拋棄這種錯誤的印象。

在肩胛骨放鬆伸展運動中，比起「伸展」的感覺，「受到伸展」的感覺更加重要。最理想的做法為，不要讓身體勉強地承受負荷，而是要透過自己的體重，也就是重力，來讓身體自然地受到伸展，朝著想要去的方向移

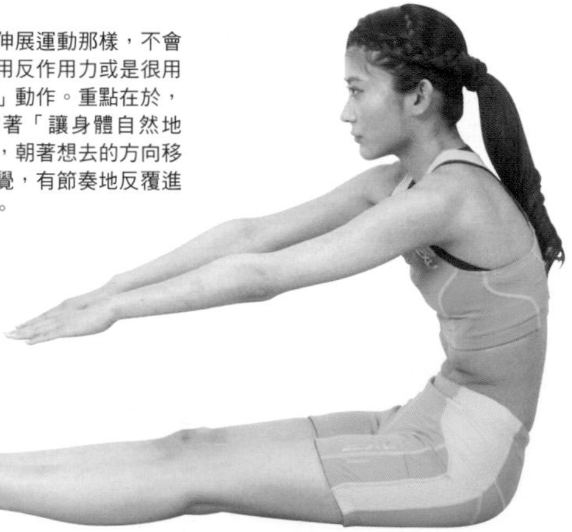

不像以前的伸展運動那樣，不會進行需要使用反作用力或是很用力的「伸展」動作。重點在於，始終都要帶著「讓身體自然地『受到伸展』，朝著想去的方向移動」這種感覺，有節奏地反覆進行伸展運動。

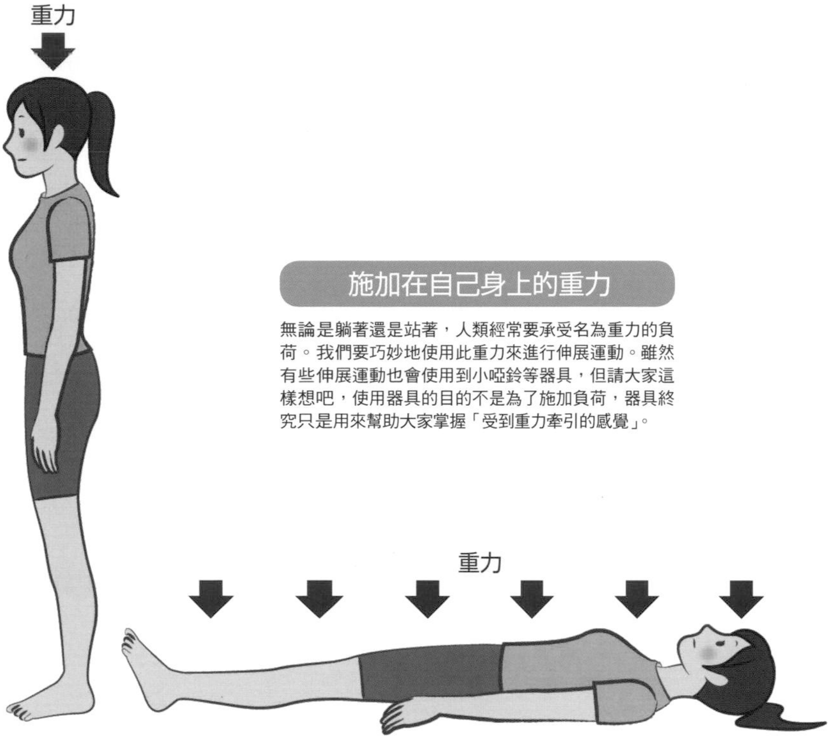

施加在自己身上的重力

無論是躺著還是站著，人類經常要承受名為重力的負荷。我們要巧妙地使用此重力來進行伸展運動。雖然有些伸展運動也會使用到小啞鈴等器具，但請大家這樣想吧，使用器具的目的不是為了施加負荷，器具終究只是用來幫助大家掌握「受到重力牽引的感覺」。

動，依照這種「逐漸掉落」的感覺，有節奏地反覆進行伸展運動。

感覺像是受到施加在自己身上的重力的「牽引」

話雖如此，剛開始進行伸展運動時，由於肩胛骨還很硬，所以也許會幾乎動不了。此時，請大家特別注意，不要勉強地使用反作用力來伸展，也不要用力拉。即使勉強地施加負荷，進行伸展，肌肉與肌腱不但不怎麼會伸展，而且還會立刻恢復原狀。也許有人覺得「這樣不太夠」，但還是請大家慢慢地依照「受到伸展的感覺」來進行，當伸展運動結束時，就會流汗。肩胛骨放鬆伸展運動不會使用反作用力與負荷，而是以自然的方式來給予肩胛骨周圍的肌肉刺激，使肩胛骨活動。

全身的主要骨骼與肌肉

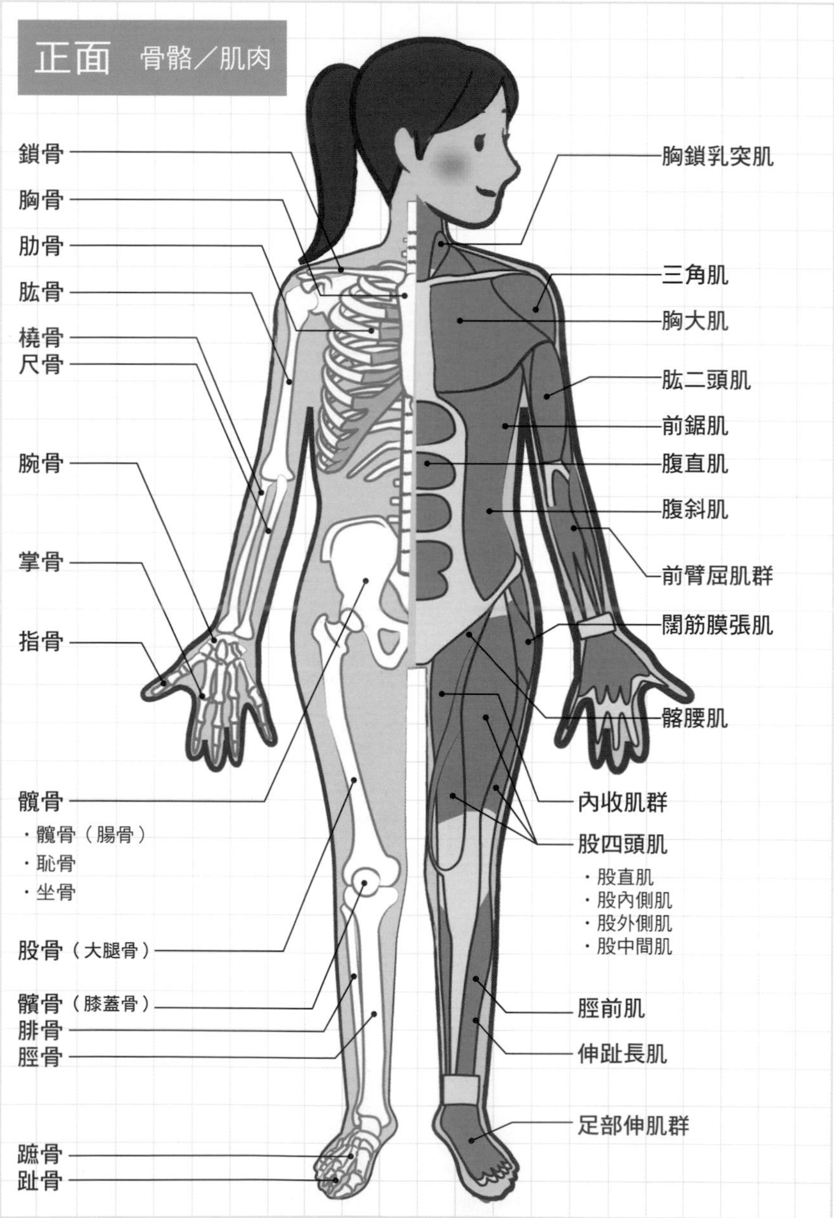
正面 骨骼／肌肉
鎖骨
胸骨
肋骨
肱骨
橈骨
尺骨
腕骨
掌骨
指骨
髖骨
・髖骨（腸骨）
・恥骨
・坐骨
股骨（大腿骨）
髕骨（膝蓋骨）
腓骨
脛骨
蹠骨
趾骨
胸鎖乳突肌
三角肌
胸大肌
肱二頭肌
前鋸肌
腹直肌
腹斜肌
前臂屈肌群
闊筋膜張肌
髂腰肌
內收肌群
股四頭肌
・股直肌
・股內側肌
・股外側肌
・股中間肌
脛前肌
伸趾長肌
足部伸肌群

背面 骨骼／肌肉

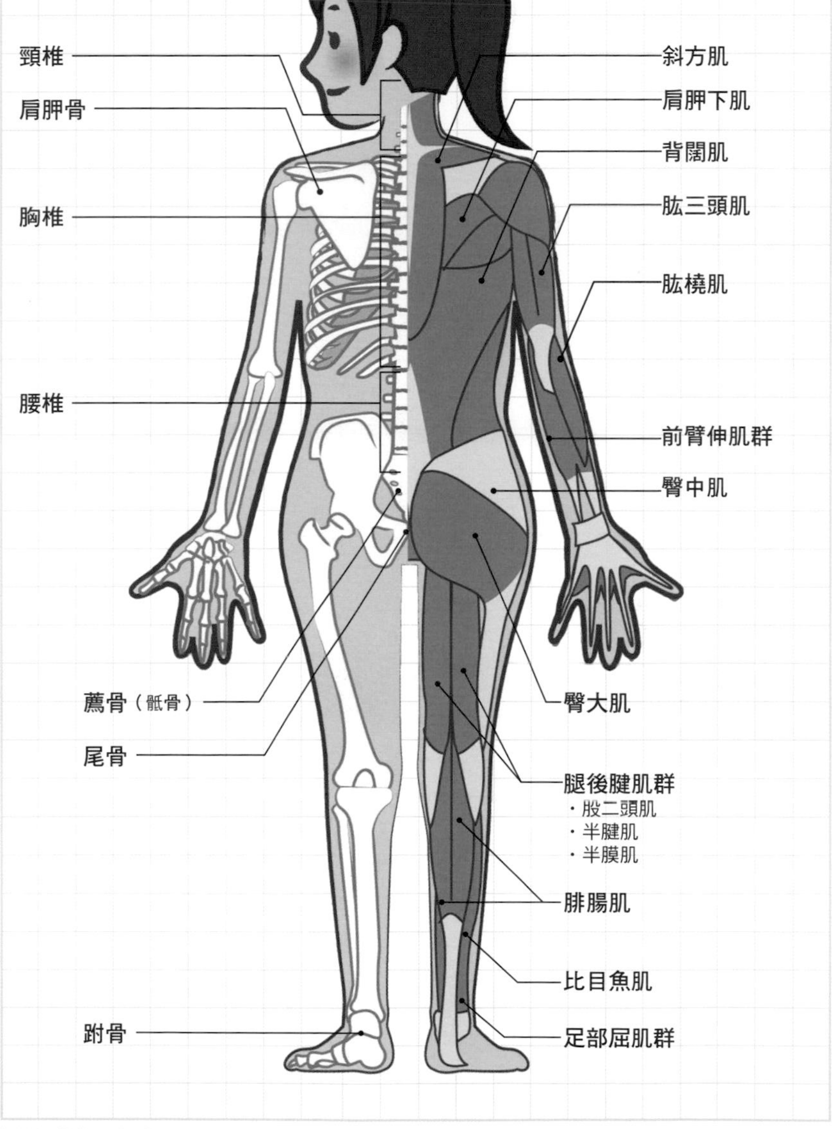
頸椎
肩胛骨
胸椎
腰椎
薦骨（骶骨）
尾骨
跗骨
斜方肌
肩胛下肌
背闊肌
肱三頭肌
肱橈肌
前臂伸肌群
臀中肌
臀大肌
腿後腱肌群
・股二頭肌
・半腱肌
・半膜肌
腓腸肌
比目魚肌
足部屈肌群

column 1

就結果來看，只要改正姿勢，身體就會逐漸變得容易瘦下來

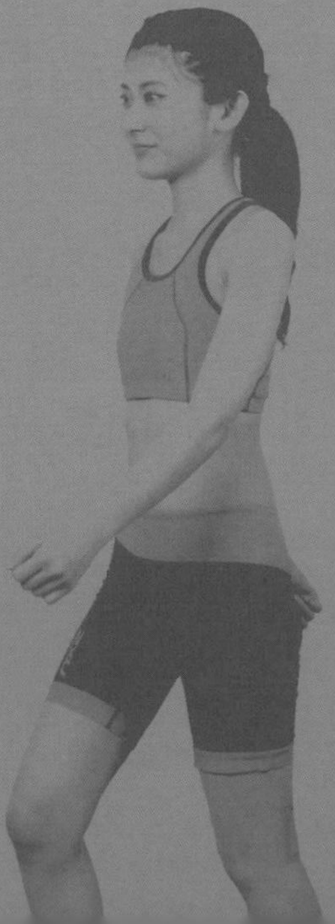

能得到瘦身效果的伸展

這種能夠伸展肩胛骨與骨盆周圍部位的伸展運動，雖然不是「專門用來瘦身」的伸展運動，但此伸展運動的次要作用能夠矯正肌肉的位置，改善身材與代謝，促進脂肪燃燒，使器官的位置獲得改善，讓腹部瘦下來。就結果來看，只要透過伸展運動來將肌肉揉開，使肩胛骨和骨盆回到原本的位置，就能使你的身體產生變化，達到瘦身效果。

首先，外觀上最大的變化應該是姿勢吧。肩胛骨和骨盆與貫穿人體中心的脊骨有密切關聯。如果肩胛骨和骨盆能夠回到適當的位置，讓脊骨呈現原本的弧形，人體就能採取正確的姿勢，也就是自然的姿勢。由於，肩胛骨和骨盆都連接了許多大型肌肉，所以藉由擴大可動區域，也能提昇基礎代謝率。在日常生活中，透過做家事與簡單的運動，也能打造出易瘦體質。

最近，在減肥（瘦身）的領域中，肩胛骨放鬆伸展運動特別受到矚目。其理由之一為褐色脂肪細胞。據說，褐色脂肪細胞的作用在於，能夠有效率地將我們透過飲食等方式攝取到體內的熱量轉換成能量，並排出體外。在近年的研究中，我們已得知肩胛骨附近聚集了很多這種褐色脂肪細胞。據說，從以前開始，肩胛骨放鬆運動就具備「改善淋巴流動，消除身體浮腫」的效果，自從這項「能夠打造出易瘦體質」的效果獲得肯定後，肩胛骨放鬆運動更是進一步地受到矚目。

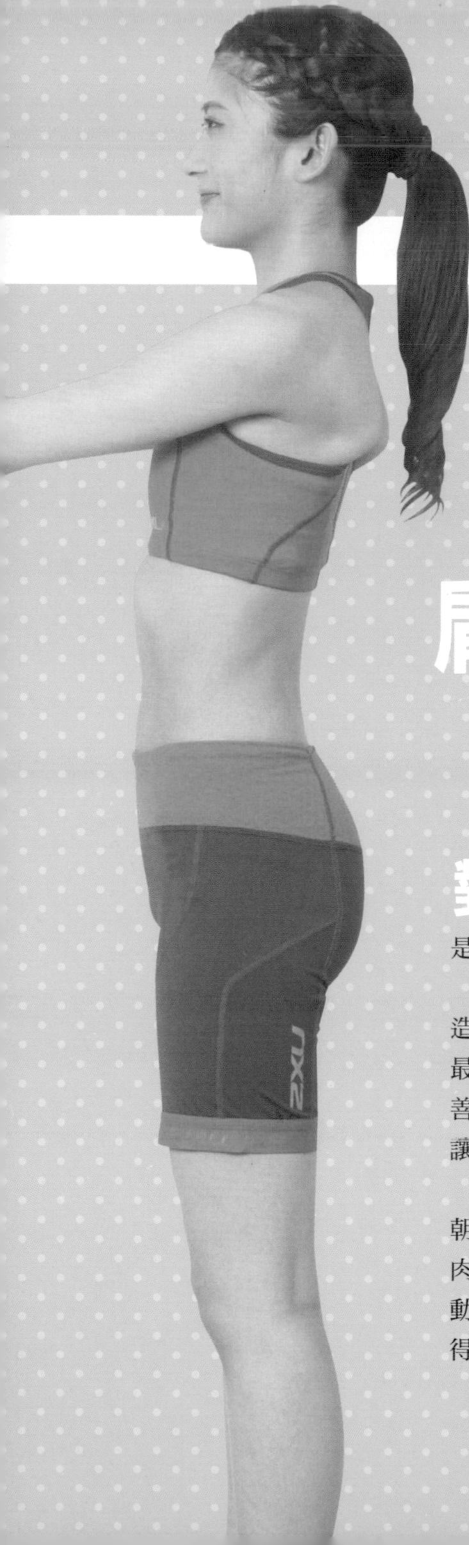

CHAPTER 2

消除身體不適！

肩胛骨放鬆伸展運動

對你的身體來說，肩胛骨是非常重要的。大家是否已經明白這一點了呢？接下來是肩胛骨放鬆伸展運動的實踐篇。

只要擴大肩胛骨的可動區域，就能逐漸打造出姿勢良好的健康身體。畢竟，大家能夠最快感受到的效果，就是肩頸痠痛症狀的改善。這種肩胛骨放鬆伸展運動能夠直接地對讓你感到困擾的症狀產生效果。

我們認為，在各個伸展動作中，讓肩胛骨朝著6個方向伸展的動作，會牽引相關的肌肉，使肌肉自然地伸展。即使如此，伸展運動的每個動作也都很簡單。大家不用把它想得很難，任何人都能立刻上手。

來檢測自己的肩胛骨周圍的柔軟度吧！

你的肩胛骨的健康程度如何？

大家在日常生活中會去注意肩胛骨嗎？

在生活中會好好地注意肩胛骨的人，大概很少吧？不過，肩胛骨是個比想像中還要重要的部位。藉由確認其狀態，甚至就能在某種程度上了解你的身體的健康程度。

自己的肩胛骨是堅硬還是柔軟的呢？大部分的人即使突然被這樣問，應該也沒有什麼概念吧。

想要了解自己的肩胛骨狀態，最適合的方法就是接下來要介紹的肩胛骨柔軟度檢測。了解自己的肩胛骨的活動範圍與活動時的順暢程度，也有助於推測自己的身體是否健康。這項檢測也可以說是健康程度測量計吧。只要檢查肩胛骨周圍的柔軟度，並掌握「肩胛骨的可動範圍與柔軟度」，就能發現自己的弱點與應該改善的部分。

另外，由於這項檢測是簡單的伸展運動，所以會成為進行正式的肩胛骨放鬆伸展運動之前的暖身運動。

初學者能夠藉此來了解自己的肩胛骨的狀態。另外，已經有持續在進行伸展運動的人，也請運用這項檢測來檢查達成度。

看不到結果的努力最令人難受。就算是為了保持幹勁也好，請大家定期檢查自己肩胛骨的可動範圍吧。

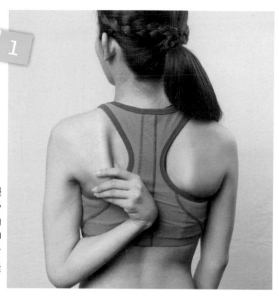

檢測 1

觸摸肩胛骨

將單手繞到背後，觸摸同一邊的肩胛骨。只要能摸到肩胛骨前端即可，如果柔軟度較高的話，就抓住整個肩胛骨或肩胛骨上方。一開始不要勉強，首先掌握住「肩胛骨在背部上隆起」的感覺吧。

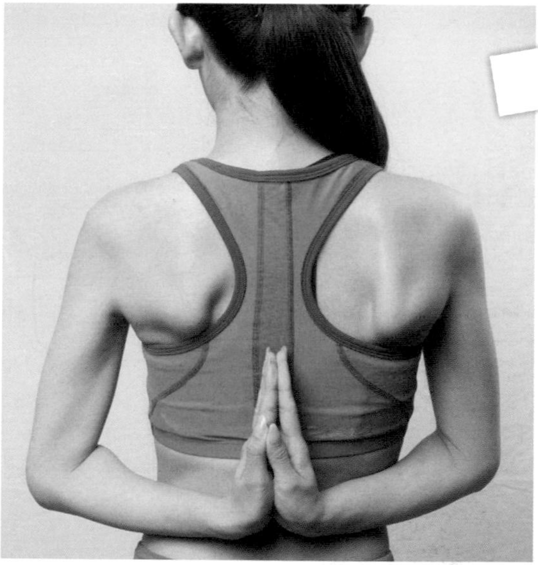

檢測 2

在背後做出合掌動作

將雙手繞到背後，做出合掌動作。此時，指尖要朝上。如果柔軟度較高的話，雙手手掌就能緊密地合在一起。一邊做出合掌動作，一邊觀察左右兩邊的肩胛骨是否有靠向中央。

檢測 3 觸摸與肩膀交叉的手

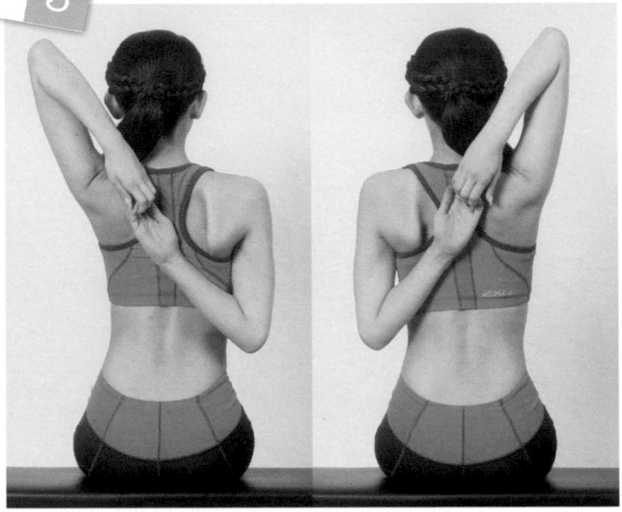

從肩膀上方與下方將雙手繞到背後，讓手與肩膀交叉，檢測看看手指是否能互相觸碰。如果很柔軟的話，就能扣住手指，或是抓住手腕。由於肩胛骨左右兩邊的柔軟度會有差異，所以左右兩邊都確認看看吧。

檢測 4 將手臂從上方繞到背後

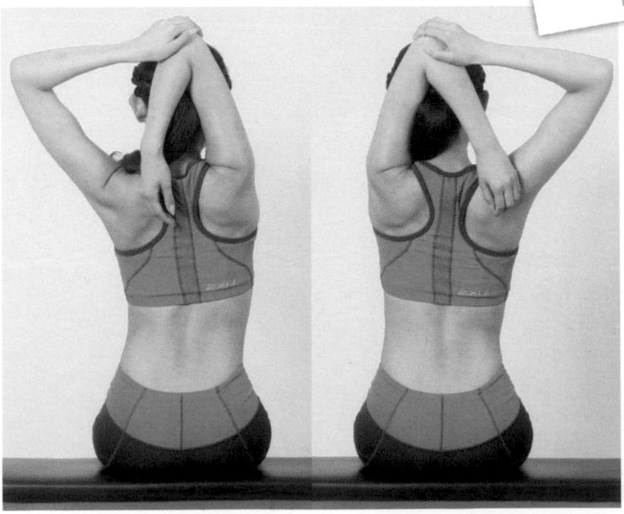

將雙手舉起，然後將其中一手的手肘彎曲，另一手則壓住手肘，使該手能夠摸到背部。用來壓住手肘的手，不要用力地壓或是拉扯，只要讓肩胛骨本身橫向地活動即可。做這個動作時，請不要勉強自己。

檢測 5

將手指扣在一起，然後將手臂往上伸

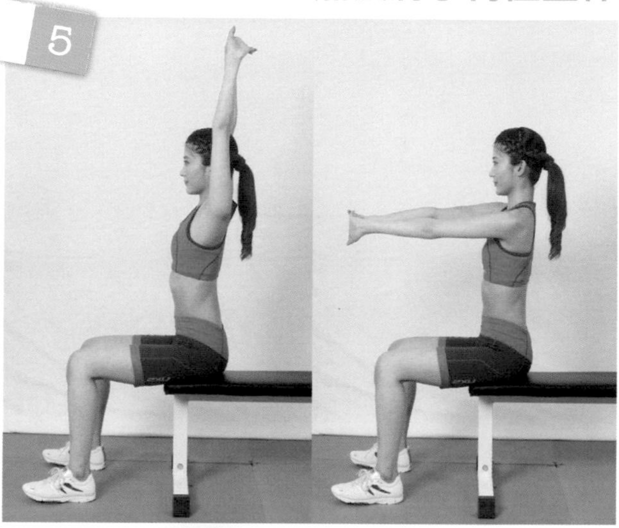

將雙手的手指扣在一起，讓手掌朝向前方，然後繼續往前伸。如果肩胛骨周圍很僵硬的話，就會產生肌肉抽筋般的感覺。一邊伸出手臂，一邊將手往上抬，只要上臂能夠流暢地移動到自己的耳朵附近即可。

檢測 6

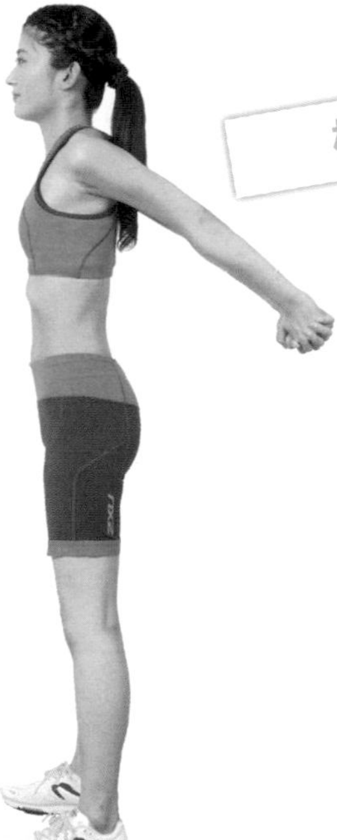

將手指扣在一起，然後將手臂往後伸

在站立的狀態下，把雙手繞到背後，將手指扣在一起，拇指要朝下。將手臂伸向正後方，手肘不能彎曲。讓左右兩邊的肩胛骨靠向中央。盡量將握住的手的位置抬高吧。

任何人都能擴大肩胛骨的可動區域

只要活動肩胛骨，肩膀僵硬症狀也會獲得舒緩

身體的柔軟度因人而異。大部分「身體僵硬」的人都只是因為某些原因而導致骨骼、關節、肌肉陷入僵硬狀態，所以無法擁有原本的可動區域罷了。如果位於關節與骨頭周圍的肌肉沒有使用，或是使用方式過於偏頗，就會使肌肉變硬。因此，伸展運動的目的就是要藉由有效地活動、揉開這些肌肉，使其變得鬆弛，來擴大骨頭與關節的可動區域，

藉由反覆地進行本書所介紹的伸展運動，來使僵硬的肌肉變得鬆弛、柔軟。僵硬的肌肉會限制骨頭與關節的動作，如果肌肉變得柔軟，骨頭與關節的可動區域也會擴大。

在肩胛骨放鬆伸展運動中，會透過各種角度來伸展肩胛骨周圍的肌肉。我們希望大家注意的是「不要勉強地用力『伸展』」這一點。接下來要介紹的伸展運動所具備的特徵為，利用自己的身體或小啞鈴的重量，一邊去感受身體「受到伸展」的感覺，一邊進行訓練。即使想要如同封面的照片那樣，讓肩胛骨呈現隆起狀態，但還是嚴禁突然過於用力。

在各項訓練菜單的次數方面，也只要做15～20次就夠了。不必做到身體感到疲倦。有時候，如果想要進行「伸展」的意識很強烈的話，就會對身體施加過多力量，使我們無法充分獲得伸展運動的效果。進行肩胛骨放鬆伸展運動時，要重視「受到伸展」的感覺，而且也要注意到，要在「能感受到快要產生疼痛前的舒適感」這種程度的負荷下進行訓練。

不要過於注意特定部位，也不要過度施力

進行伸展運動時，要注意的另外一點就是，不要過於注意身體的特定部位。

「如果想要鍛鍊腹肌，就將精神集中在腹肌上。」、「一邊進行伸展運動，一邊注意哪裡的肌肉正在伸展。」

在提高訓練效果方面，這種想法的確是有效的方法。話雖如此，在進行肩胛骨放鬆伸展運動時，還是不要過於注意肩胛骨，只要隱約地覺得肩胛骨「受到伸展」即可。

另外，進行伸展運動時，也不能過於在意按壓的位置與扣住的指頭等部位。如果在該處施加過多力量，造成身體的負擔，原本應該能夠獲得的效果也許就會打折扣。確認好各項伸展運動的做法、姿勢、重點後，就盡量採取自然的姿勢，把身體交給「受到伸展的感覺」吧。

雖然依照伸展運動的種類，有時候也會使用到小啞鈴或棍子等器具，但使用這些器具的目的並不是要提高負荷或施加過多力量。

使用小啞鈴的理由在於，可以讓人更容易地感受到重力的方向。透過啞鈴的重量，我們可以輕易地察覺到平常不太感覺得到的重力。因此，我們也可以使用很輕的物品、裝了水的寶特瓶等物來代替啞鈴。與其說是拿著啞鈴，倒不如說是不要抗拒重力，試著透過身體來感受「受到重量牽引」的感覺吧。

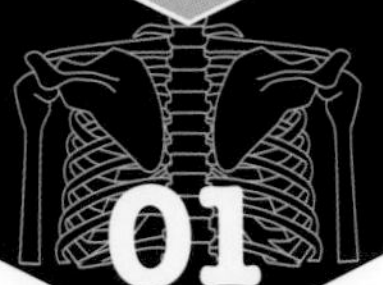

01

透過俯撐姿勢來
前後活動身體

活動肩胛骨的第一步要從認識這項動作開始。這項肩胛骨放鬆伸展運動的基本訓練菜單，會利用略高的台座來固定手臂，藉此就能輕易使肩胛骨隆起。首先，從前後的動作開始吧。

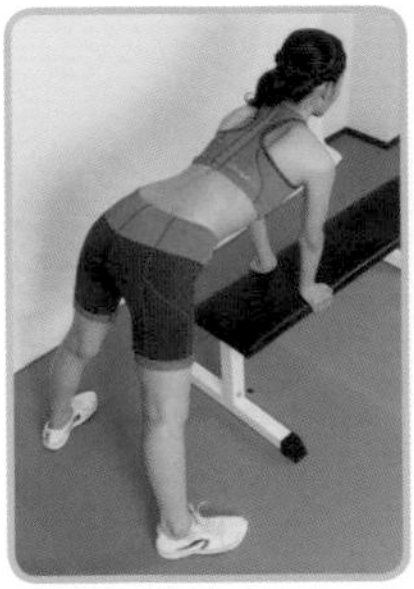

雙腳打開，採取比肩膀稍寬的站姿。用來當作台座的長凳或椅子如果與肩寬差不多寬，使用起來就會很方便。

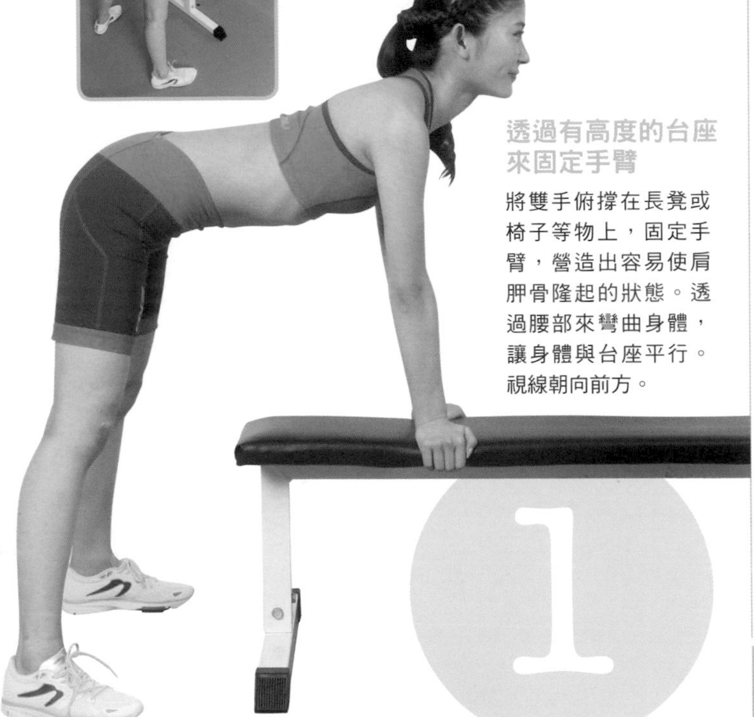

透過有高度的台座來固定手臂

將雙手俯撐在長凳或椅子等物上，固定手臂，營造出容易使肩胛骨隆起的狀態。透過腰部來彎曲身體，讓身體與台座平行。視線朝向前方。

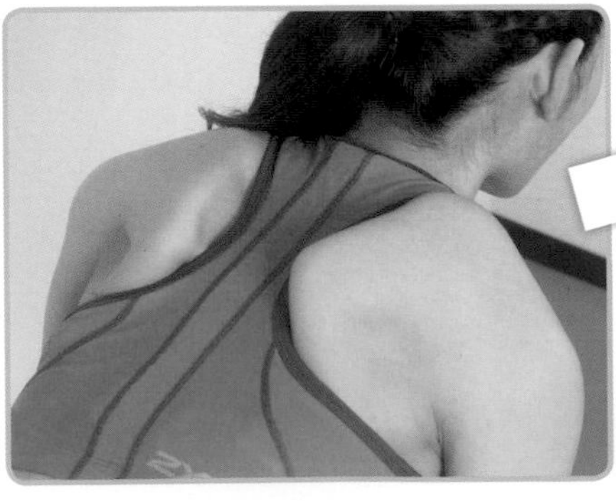

檢測

只要往前移動身體，肩胛骨原本就會像這樣地隆起。不過，如果過於想要使肩胛骨隆起的話，身體就會施力，將肩膀抬起，形成「只有背部彎曲」的狀態。

Use items
使用這個吧！

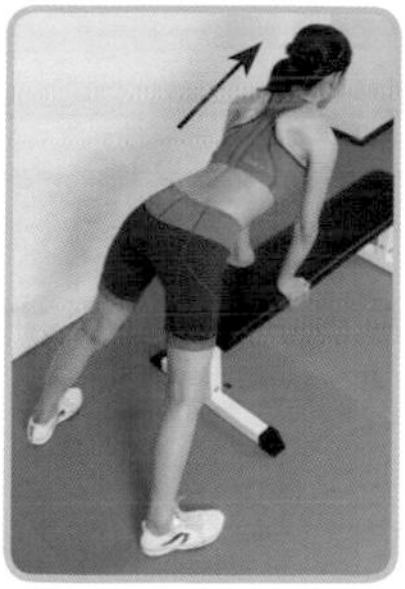

將身體往前移動時，盡量不要改變雙腳寬度與姿勢等。不要施加反作用力與過多力量，盡量保持放鬆狀態。以15～20次為標準。

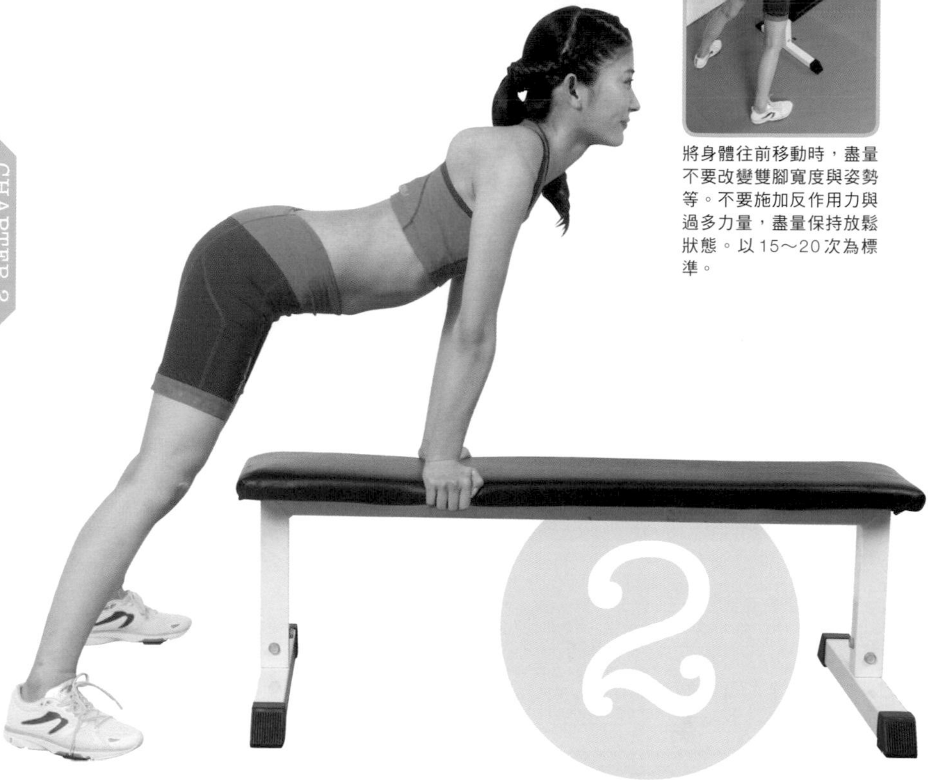

就這樣往前移動身體

從1的姿勢轉變為，往前探出身子。接著，慢慢地回到原本的位置，反覆進行此動作。藉由這樣做，來使肩胛骨變得鬆弛，並感受肩胛骨的活動吧。

此運動的重點

將手臂固定，一邊放鬆，一邊前後移動身體。

02 透過俯撐姿勢來 左右活動身體

在下個伸展運動中，要左右活動身體，將肩胛骨周圍揉開。這項運動與P 38～39的前後活動都是最基礎的伸展運動。感受不到肩胛骨動作的人，首先請透過這兩項訓練菜單來抓住感覺吧。

1

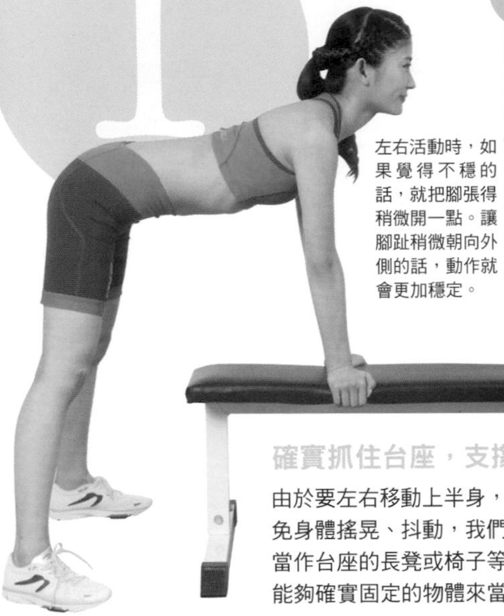

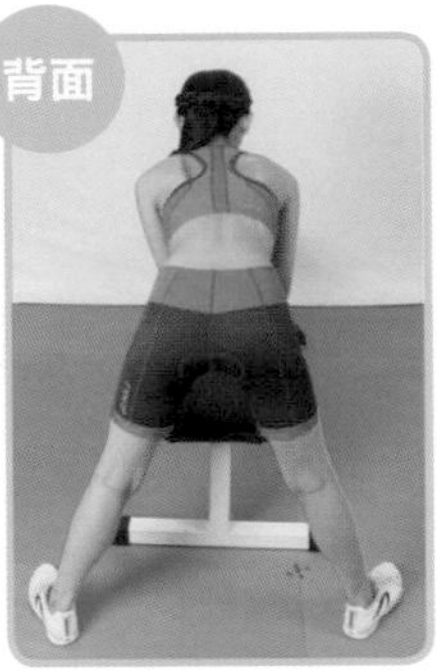

背面

左右活動時，如果覺得不穩的話，就把腳張得稍微開一點。讓腳趾稍微朝向外側的話，動作就會更加穩定。

確實抓住台座，支撐身體

由於要左右移動上半身，所以為了避免身體搖晃、抖動，我們要抓住用來當作台座的長凳或椅子等物。要準備能夠確實固定的物體來當作台座。

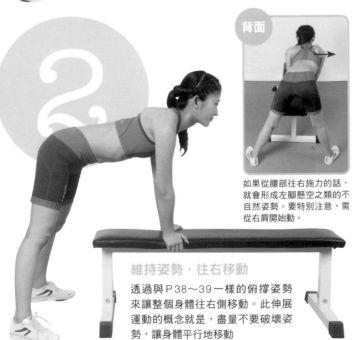

2

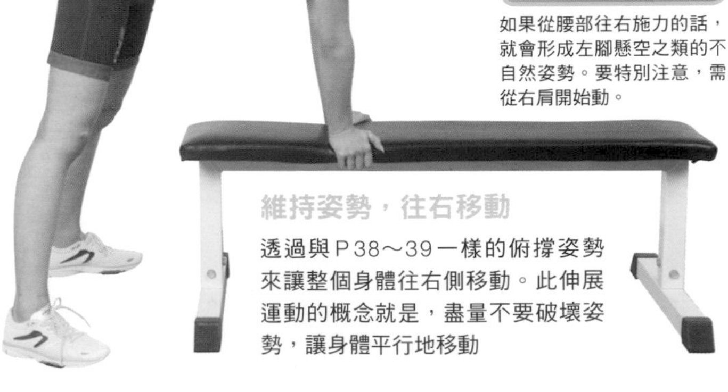

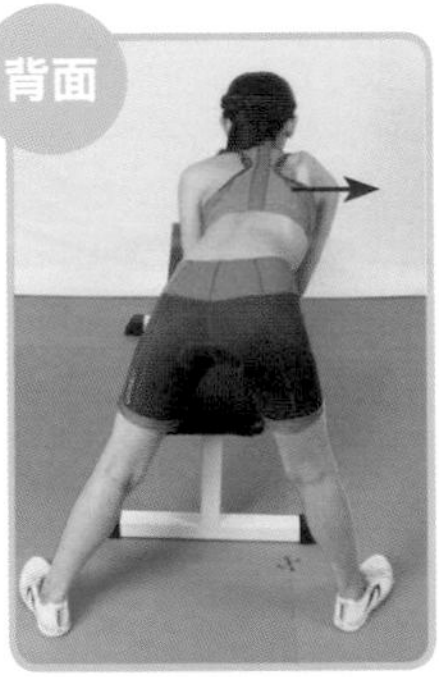

背面

如果從腰部往右施力的話，就會形成左腳懸空之類的不自然姿勢。要特別注意，需從右肩開始動。

維持姿勢，往右移動

透過與P38～39一樣的俯撐姿勢來讓整個身體往右側移動。此伸展運動的概念就是，盡量不要破壞姿勢，讓身體平行地移動

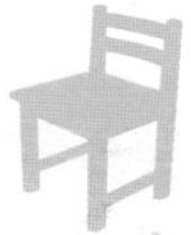

椅子

Use items
使用這個吧！

3

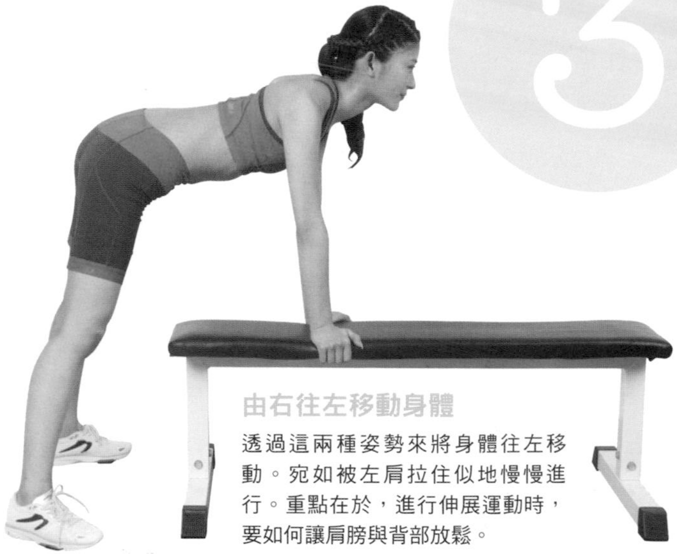

由右往左移動身體

透過這兩種姿勢來將身體往左移動。宛如被左肩拉住似地慢慢進行。重點在於，進行伸展運動時，要如何讓肩膀與背部放鬆。

前後左右活動是肩胛骨放鬆伸展運動的基礎

藉由前後左右活動，僵硬的肩胛骨會逐漸地開始活動。在進行複雜的動作前，先徹底做好這些能夠擴大前後左右可動範圍的伸展運動吧。

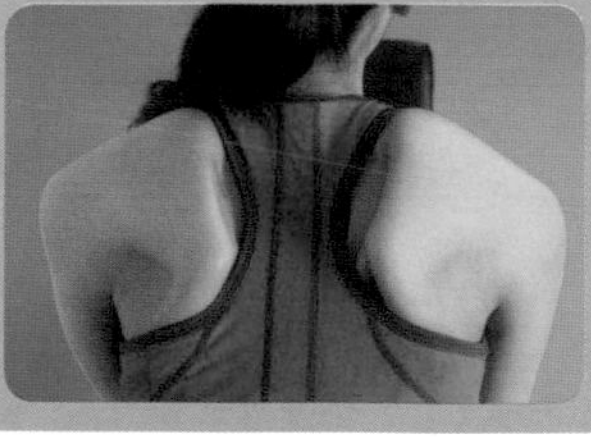

背面

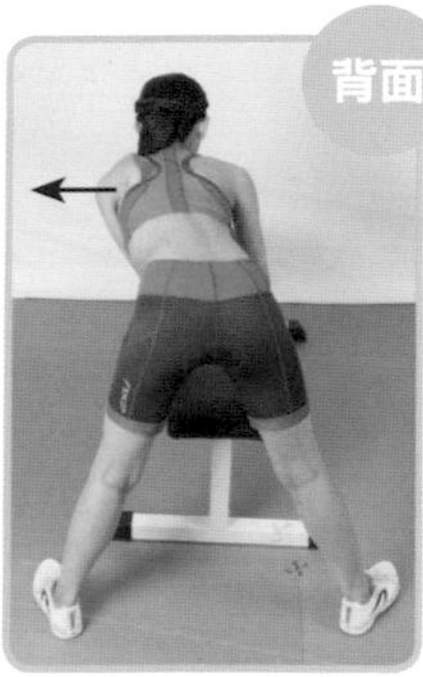

與往右移動時一樣，移動時不要破壞姿勢。要特別注意，盡量不要上下移動，也不要施加反作用力，就這樣慢慢地往左移動。反覆進行這套動作。

此運動的重點

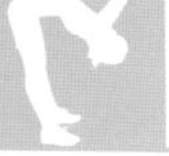

掌握住「從肩膀開始動，讓身體朝左右兩邊移動」的感覺吧。

03

以肩胛骨為軸心，向後轉動手臂

此動作為，以肩胛骨為基準點，轉動手臂。進行訓練時，要讓肩胛骨部分超出床外，並掌握住「讓肩胛骨脫離軀體，進行轉動」的感覺。把肩胛骨想像成手臂的一部分，從根部大幅度地轉動吧。

空手版

讓放鬆的手臂向下轉動

將膝蓋彎曲，仰躺在床上，將其中一隻手臂往上伸。接著，讓手臂朝向後方轉動。透過「讓放鬆的手臂落下」的感覺，使用整個肩胛骨來畫圓。

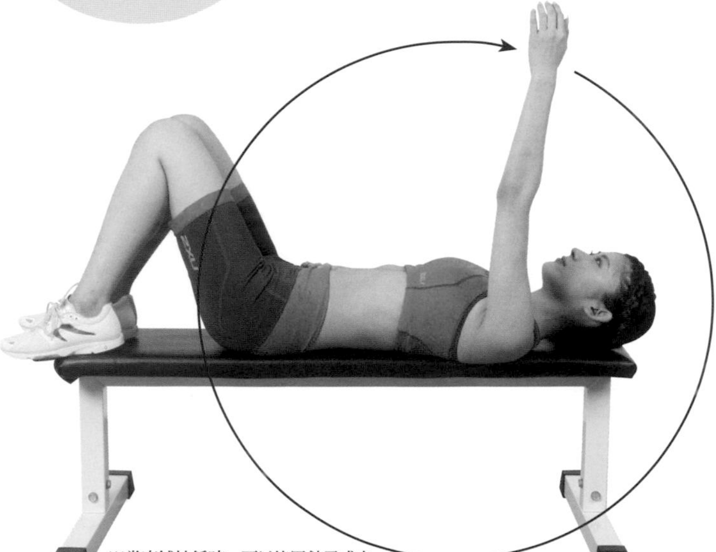

※當床鋪較低時，可以使用墊子或坐墊等物來調整高度。

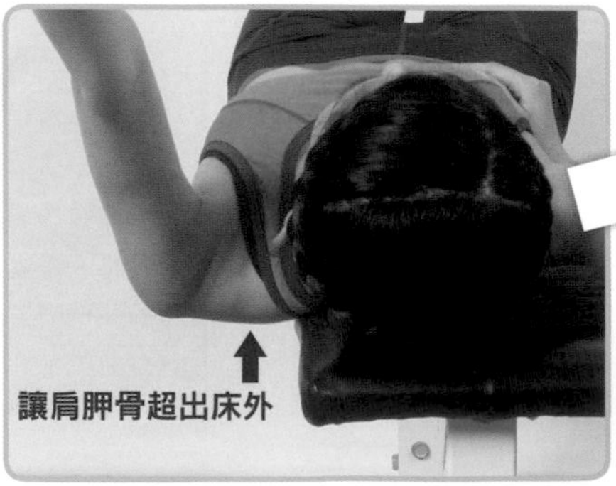

不要讓整個背部貼在床上，要讓負責轉動的肩胛骨部分超出床外。由於肩胛骨沒有受到限制，所以能夠很清楚地得知其動作，而且可動區域也會擴大。

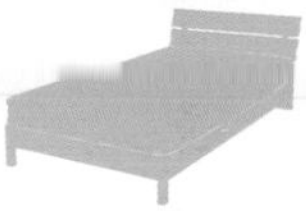

Use items
使用這個吧！

啞鈴版

透過啞鈴來感受重力

只要一邊拿著啞鈴，一邊進行相同動作，透過重力的效果，就能輕易地掌握住「讓手臂落下」的感覺。由於目的不是提昇肌力，所以就算使用較輕的啞鈴也無妨。

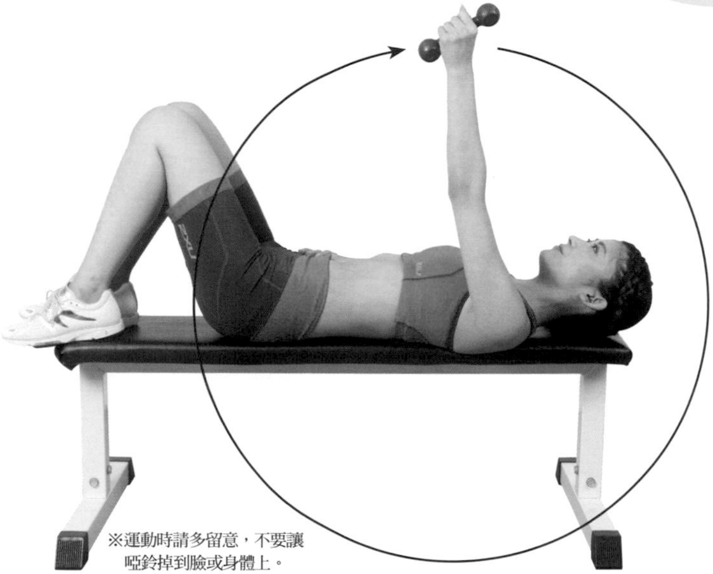

※運動時請多留意，不要讓啞鈴掉到臉或身體上。

此運動的重點

不是在轉圈圈，而是透過「讓手臂落下」的感覺來進行訓練。

04 以肩胛骨為軸心，透過扇形的方式來活動手臂

雙手舉起啞鈴，透過扇形的方式，將啞鈴從臉部前方移動到頭部上方。放下手臂時，要利用啞鈴的重量，讓手臂盡量往後倒。此訓練菜單對於與肩胛骨相連的背部肌肉也很有效。

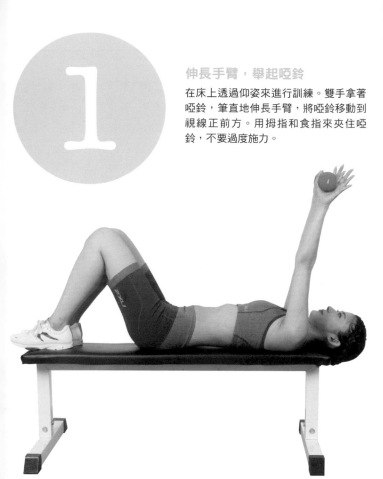

1 伸長手臂，舉起啞鈴

在床上透過仰姿來進行訓練。雙手拿著啞鈴，筆直地伸長手臂，將啞鈴移動到視線正前方。用拇指和食指來夾住啞鈴，不要過度施力。

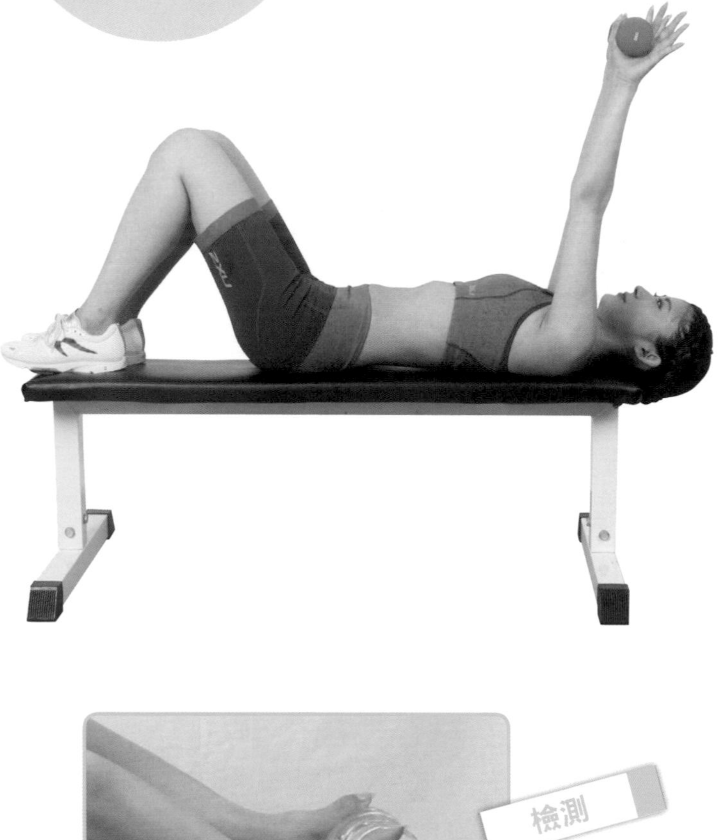

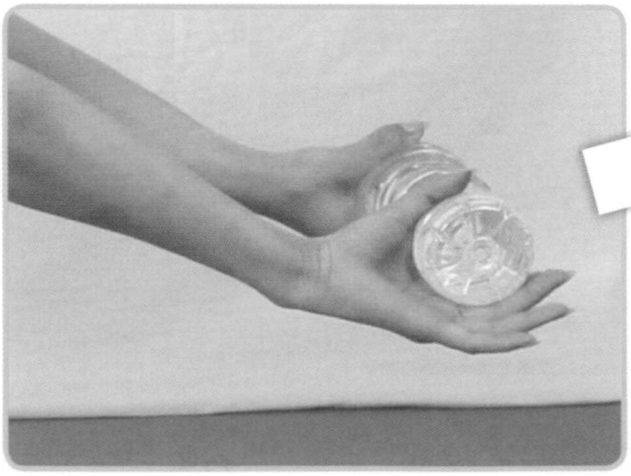

檢測

啞鈴的長度必須要能夠讓雙手抓住。啞鈴終究只是要協助手臂往後倒，所以重量不是那麼必要。也可以使用有裝水的寶特瓶來代替。

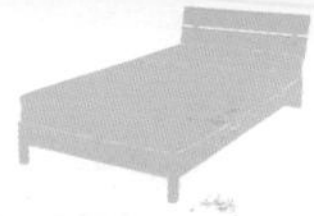

Use items
使用這個吧！

床

2

利用反作用力，有節奏地活動手臂

利用啞鈴的重量讓手臂往後倒下後，就恢復成1的姿勢。一邊確認肩胛骨與背部肌肉的活動情況，一邊盡量地讓手臂往後倒。

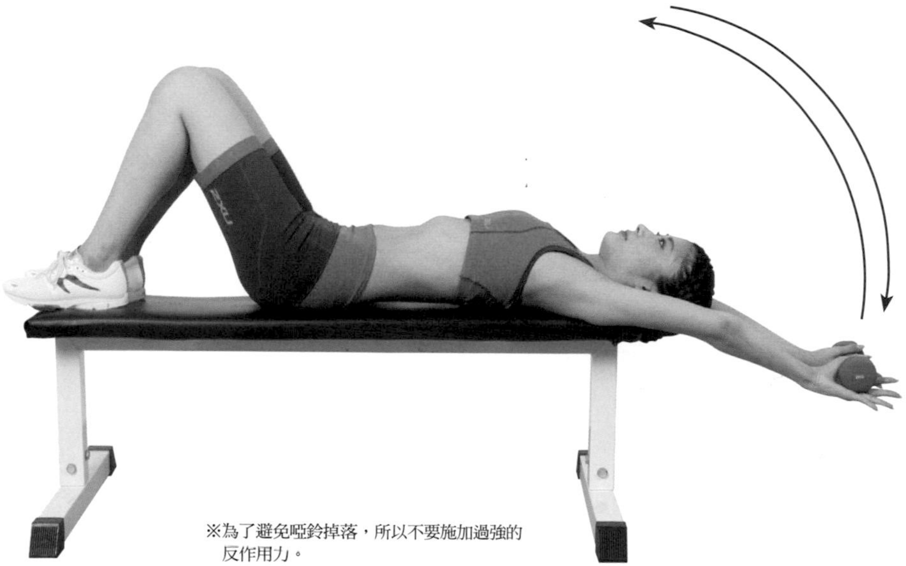

※為了避免啞鈴掉落，所以不要施加過強的反作用力。

此運動的重點

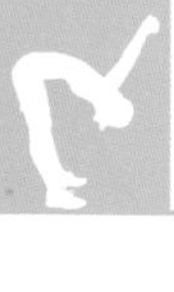

這項訓練的概念為，讓肩胛骨周圍與背部的肌肉受到伸展。

05

以肩胛骨為軸心，用雙臂來做出振翅動作

將伸長的手臂往側面倒下，宛如大幅度拍打翅膀般地慢慢活動手臂，促進肩胛骨的內收與外展動作。雖然長凳是最合適的器材，不過使用伸展用泡綿柱（StretchPole）或椅背較窄的可調式躺椅，也能進行這項訓練。

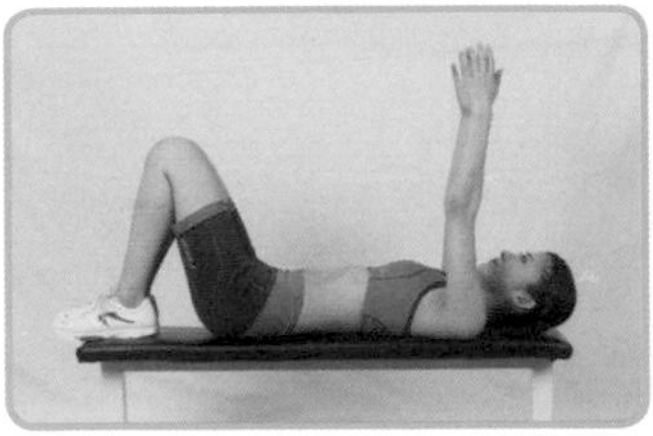

一開始先將手肘伸直，舉起手臂。讓手臂朝著手背方向筆直地逐漸倒下。

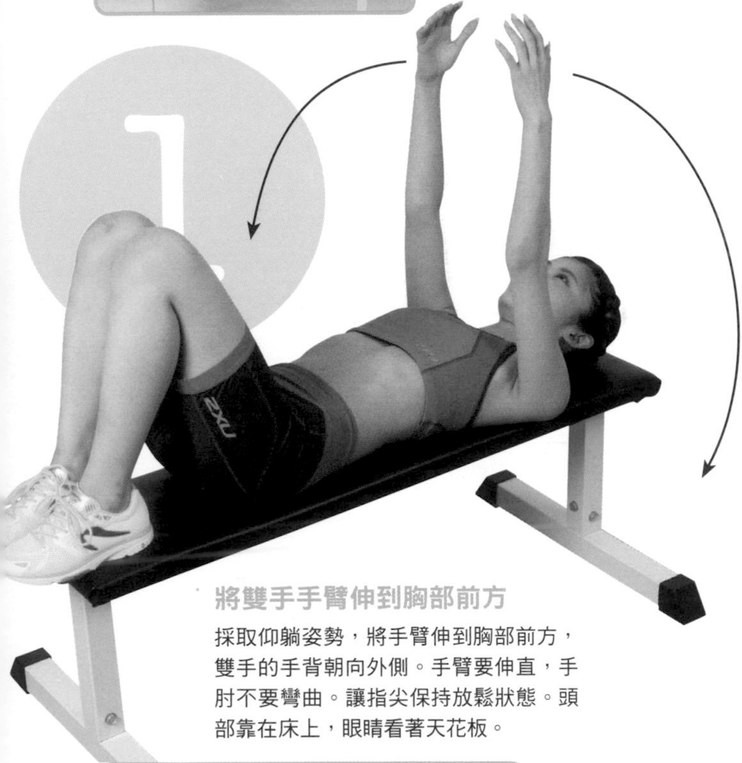

1

將雙手手臂伸到胸部前方

採取仰躺姿勢，將手臂伸到胸部前方，雙手的手背朝向外側。手臂要伸直，手肘不要彎曲。讓指尖保持放鬆狀態。頭部靠在床上，眼睛看著天花板。

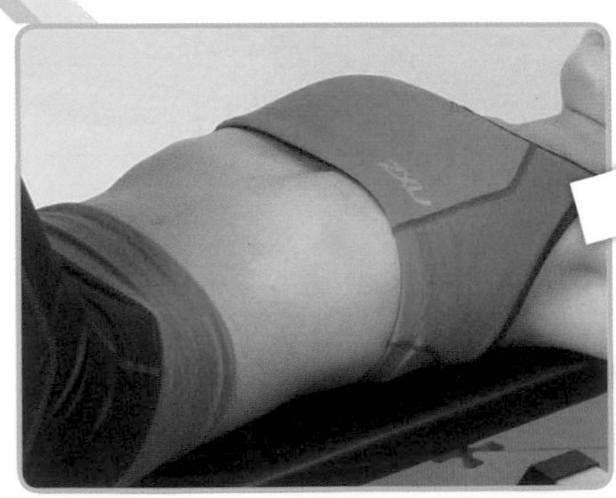

檢測

訓練時要注意到，將雙臂打開，使其落下時，要確實地敞開胸腔。

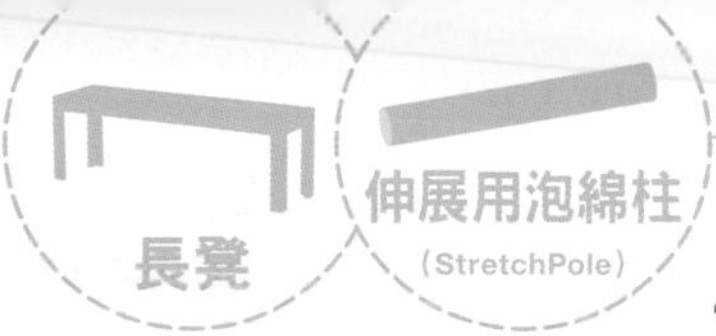

Use items
使用這個吧！

當手臂到達肩膀附近的高度時，將手臂翻面，然後繼續打開手臂，讓手臂降到比背部更低的位置。

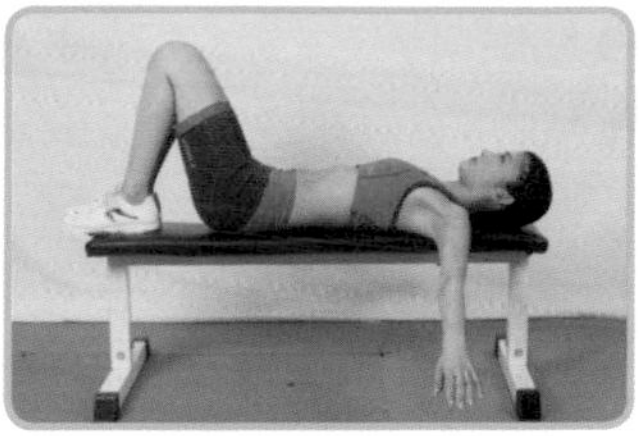

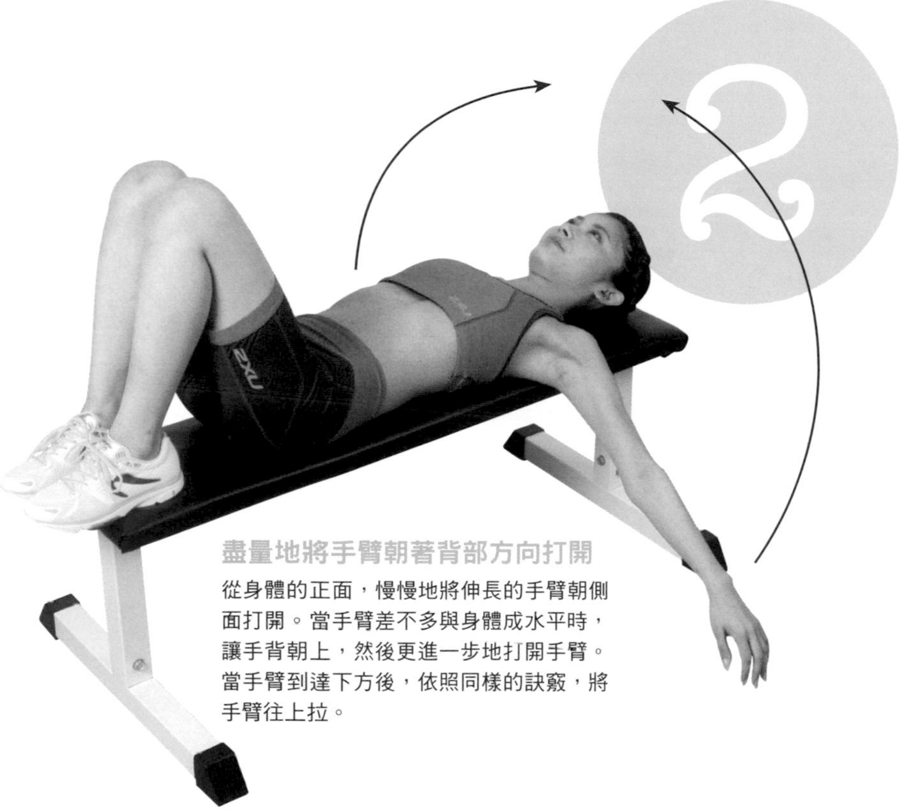

盡量地將手臂朝著背部方向打開

從身體的正面，慢慢地將伸長的手臂朝側面打開。當手臂差不多與身體成水平時，讓手背朝上，然後更進一步地打開手臂。當手臂到達下方後，依照同樣的訣竅，將手臂往上拉。

此運動的重點

確實切換手背的方向，將手臂打開吧。

06

一邊彎曲雙臂，一邊讓手肘低於背部

在此伸展運動中，會藉由彎曲手肘來讓左右兩邊的肩胛骨靠向中央。由於以仰姿進行訓練時，會受到更多重力影響，所以與其說是拉動手臂，倒不如說是透過重力來讓手臂直接落下。敞開胸腔，確實地讓肩胛骨靠向中央。

讓握拳的手由上往下移動

空手進行訓練時，一開始要讓雙手輕微握拳，將手肘伸直。放鬆手臂的力量，讓手肘往下掉落。敞開胸腔，讓手肘掉到更低的位置。

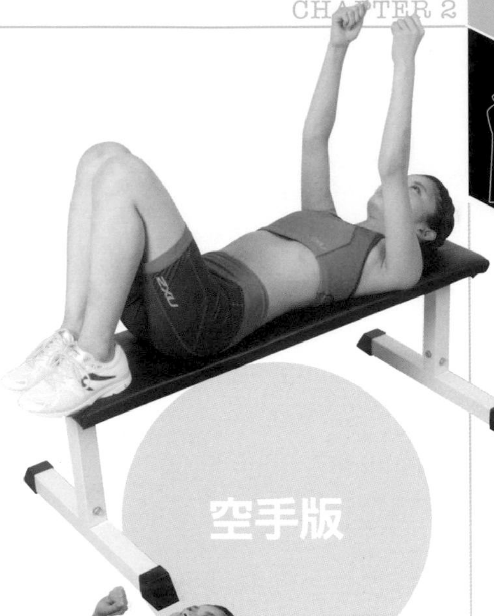

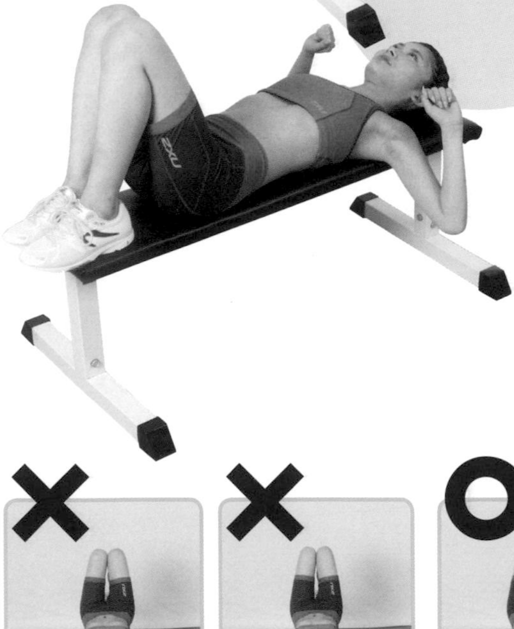

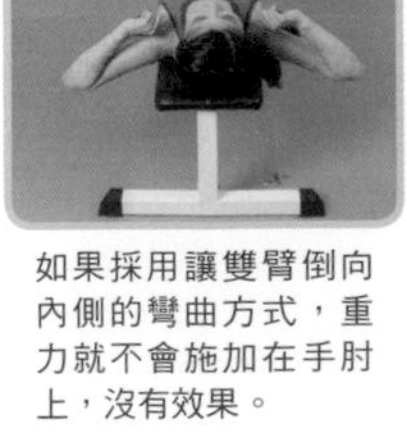

如果採用讓雙臂倒向內側的彎曲方式，重力就不會施加在手肘上，沒有效果。

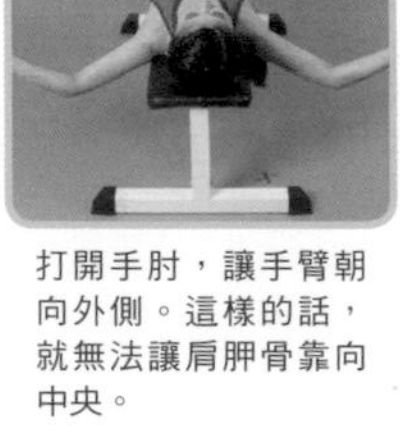

打開手肘，讓手臂朝向外側。這樣的話，就無法讓肩胛骨靠向中央。

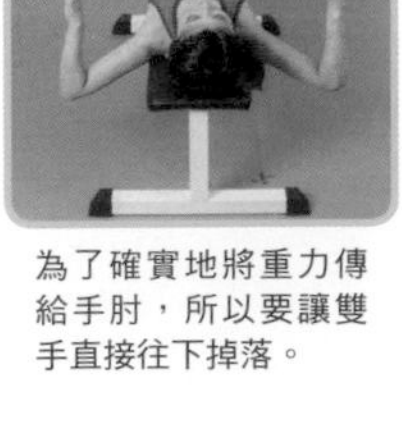

為了確實地將重力傳給手肘，所以要讓雙手直接往下掉落。

Use items
使用這個吧！

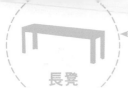

啞鈴版

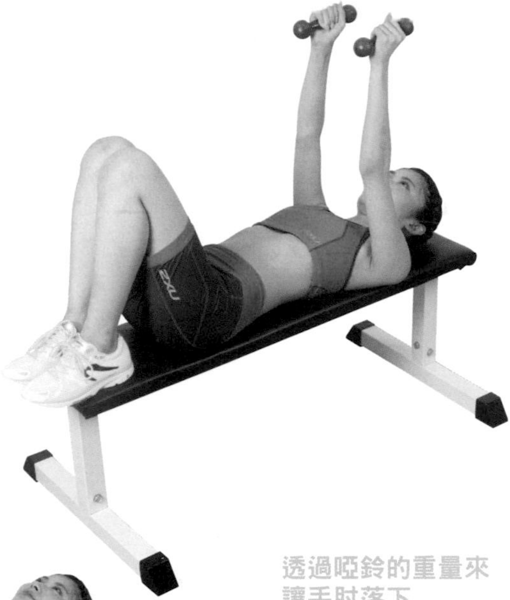

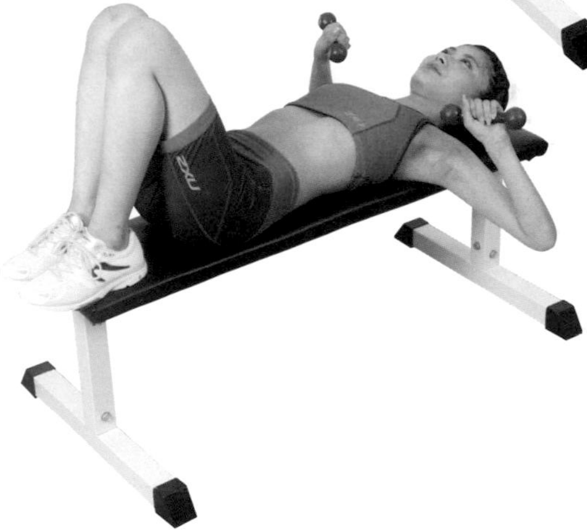

透過啞鈴的重量來讓手肘落下

雙手拿著啞鈴，讓手臂往下掉。空手進行訓練時，手臂動作容易搖晃，透過啞鈴的重量，手臂能夠穩定地往下垂。運用重力來提昇伸展運動的效果。

此運動的重點

確實地把重力傳給手肘，讓肩胛骨靠向中央吧。

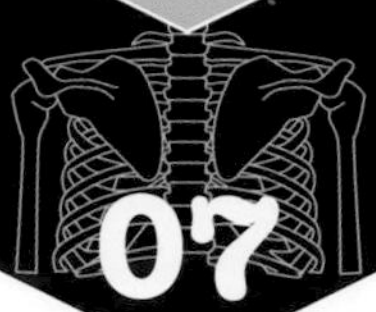

一邊保持手肘的角度，一邊讓手臂橫向地垂下

透過側躺的姿勢，使用小啞鈴的重量，讓手肘逐漸往下掉落。進行訓練時，並不是要在手肘或手臂的某處施力，而是要手臂順著重力的作用方向移動。不要施加過多力量比較好，這樣可以讓肩胛骨變得比較容易活動。

1

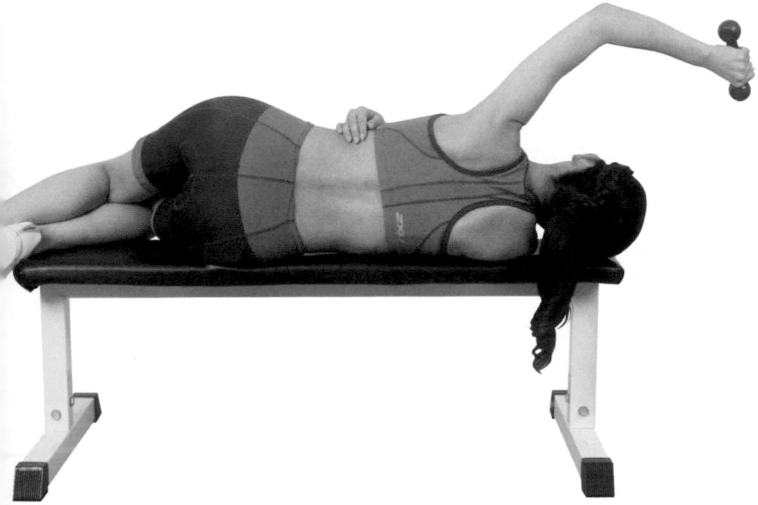

拿著啞鈴，稍微彎曲手肘

橫躺在床上，使身體固定。舉起身體上方的手臂，稍微彎曲手肘，用單手拿啞鈴。請特別留意，不要讓手肘的彎曲角度改變。

使用啞鈴的理由

要注意的部分是，不要讓此伸展運動變成肌力訓練

由於有使用到啞鈴，所以往往會去意識到「抗拒重力，抬起手臂」的動作。啞鈴終究只是用來讓我們比較容易感受到重力的輔助器具。由於這不是肌力訓練，所以讓手臂往下掉落時，只需去感受「受到重力牽引」的感覺。

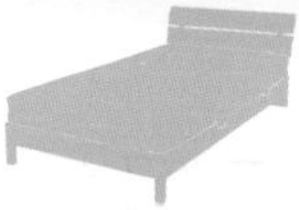

Use items
使用這個吧！

2

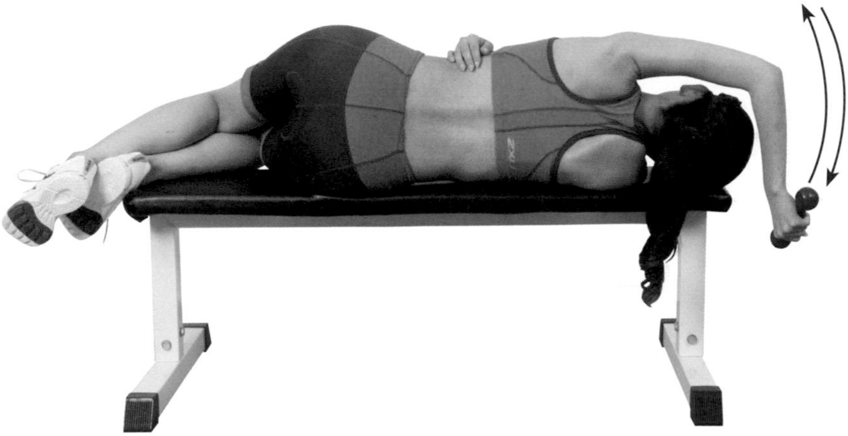

讓啞鈴逐漸往下掉落

從1的姿勢轉變為，一邊維持手肘的角度，一邊順著啞鈴的重量，讓手臂逐漸垂下。當手臂降到可到達的最低位置後，就讓手臂回到原本位置，然後反覆進行此動作。

此運動的重點

彎曲手肘，順著啞鈴重量的作用方向來活動手臂。

08

讓手臂縱向地垂下

將手肘彎成直角，

在這項伸展運動中，也是將小啞鈴當成重物。採用仰躺姿勢，將彎成直角的手臂垂至頭部旁邊。雖然會反覆地上下活動，但會意識到的，終究只有往下的動作。去感受肩胛骨周圍的動作吧。

1

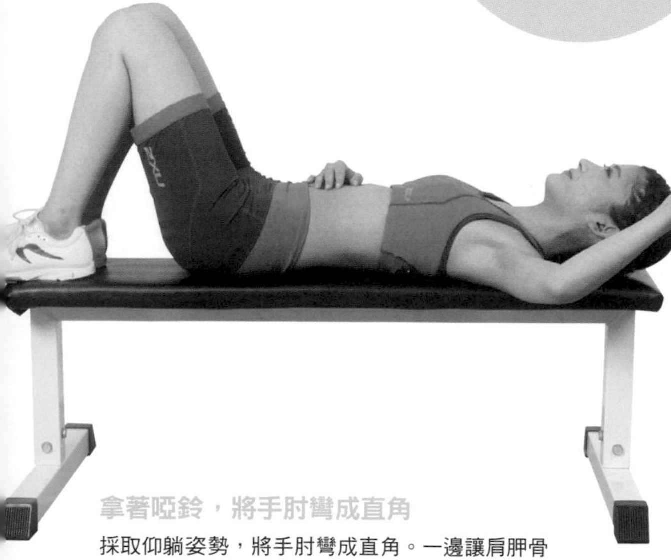

拿著啞鈴，將手肘彎成直角

採取仰躺姿勢，將手肘彎成直角。一邊讓肩胛骨超出床外，一邊單手拿著啞鈴。將啞鈴舉至比頭部略高的頭部旁邊，讓手背朝下，把啞鈴橫著拿。另一手放在腹部上。

檢測

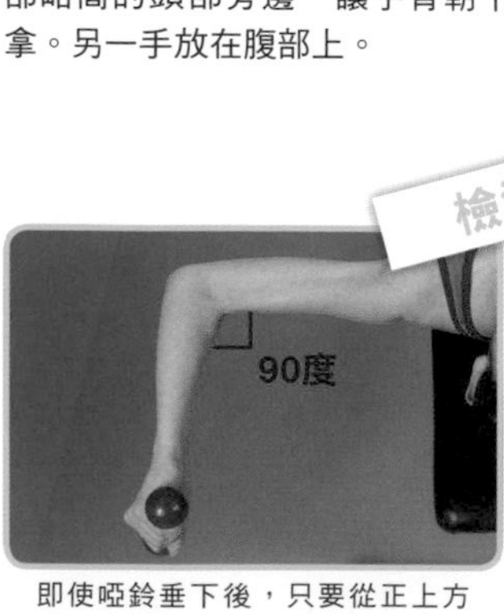

即使啞鈴垂下後，只要從正上方看，就會發現手肘依然保持90度。

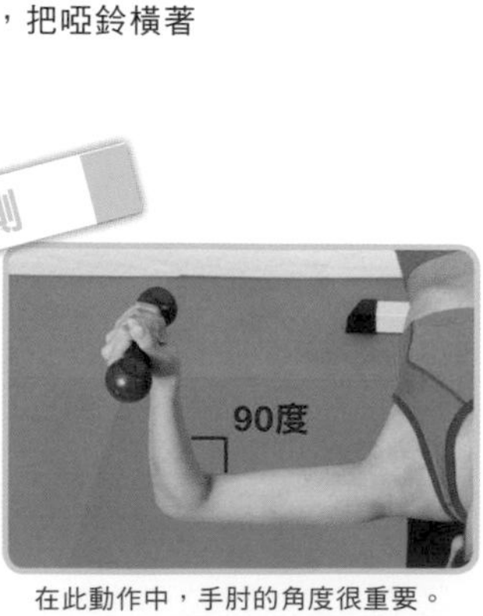

在此動作中，手肘的角度很重要。要注意到，讓拿著啞鈴那手的手肘總是保持90度。

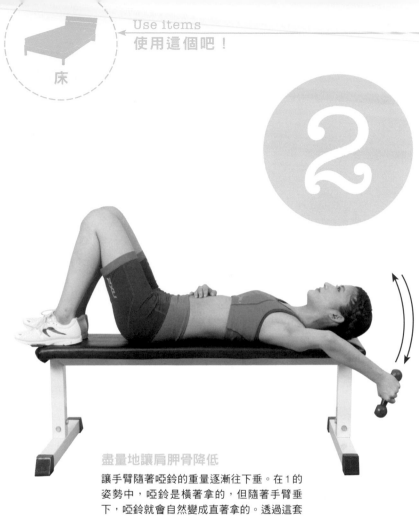

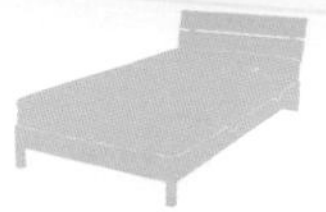

Use items
使用這個吧！

2

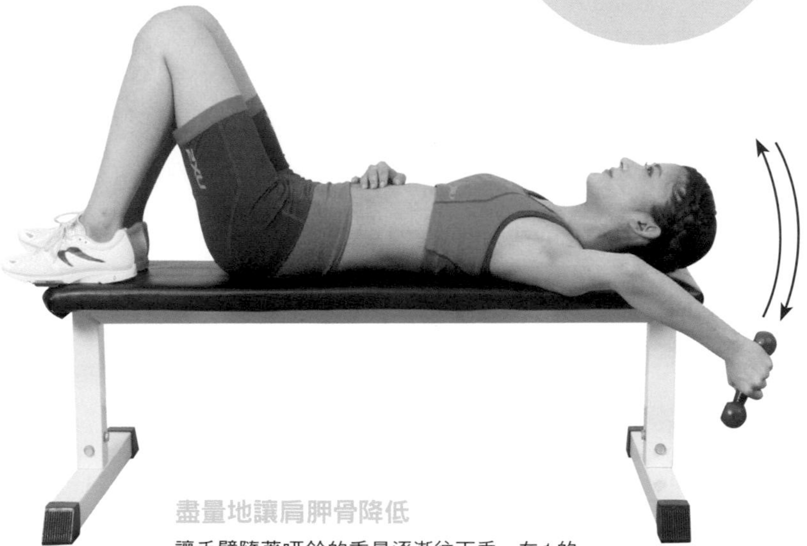

盡量地讓肩胛骨降低

讓手臂隨著啞鈴的重量逐漸往下垂。在1的姿勢中，啞鈴是橫著拿的，但隨著手臂垂下，啞鈴就會自然變成直著拿的。透過這套動作，反覆地上下活動肩胛骨。

此運動的重點

讓手肘保持90度，並注意啞鈴的方向。

09

將握住的雙手放在背後，

讓單腳倒向內側，扭動身體

在此伸展運動中，會運用「上半身與下半身在扭動時所產生的能量」來活動肩胛骨。藉由自己限制身體的活動，來有效地伸展整個背部。去感受身體受到伸展的感覺吧。

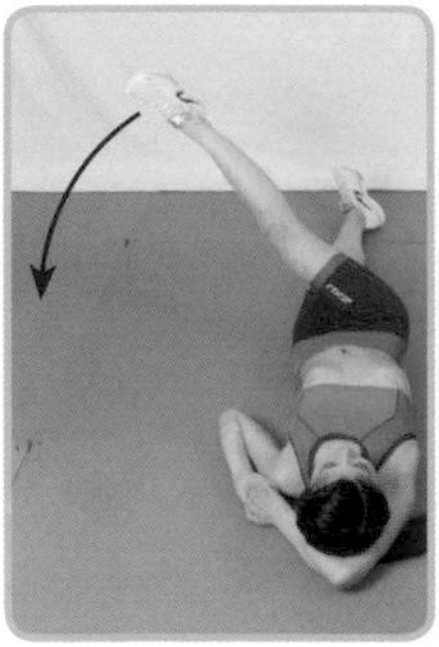

抬起腳後，就倒向內側，與另一隻腳交叉。此時，要注意的是，不要讓上半身朝向側面。

1

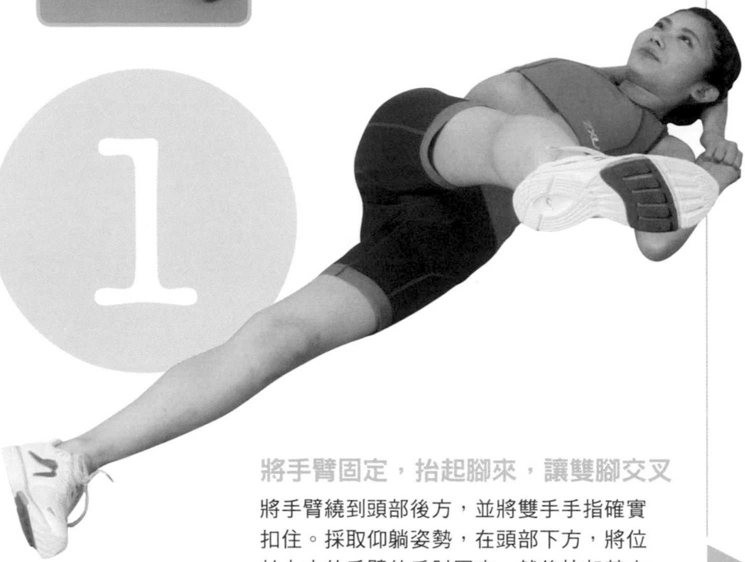

將手臂固定，抬起腳來，讓雙腳交叉

將手臂繞到頭部後方，並將雙手手指確實扣住。採取仰躺姿勢，在頭部下方，將位於上方的手臂的手肘固定，然後抬起其中一腳，與另一腳交叉。

檢測

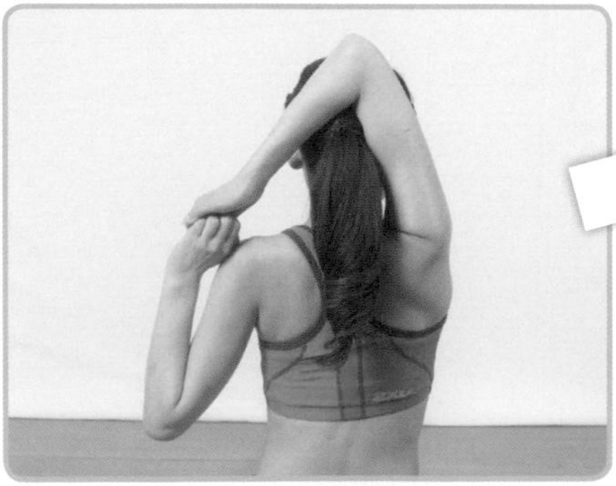

舉起其中一隻手臂，彎曲手肘，然後確實握住另一隻手。互相扣住手指，讓雙手即使互相用力拉，也不會分開。

地板

Use items
使用這個吧！

讓落下的腳與另一腳成直角，最好要讓腳接觸地板。不要讓位於頭部下方的手肘懸空。

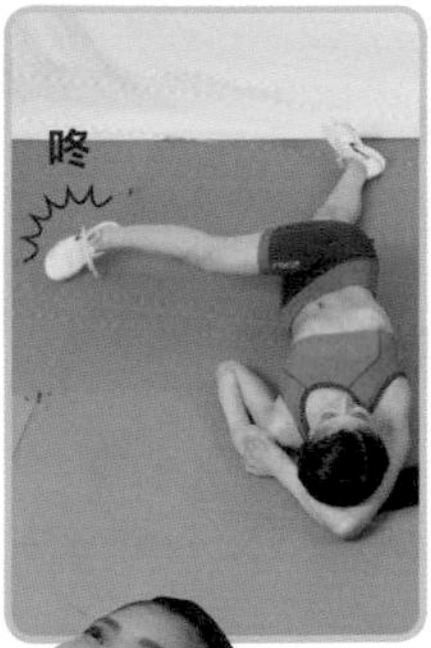

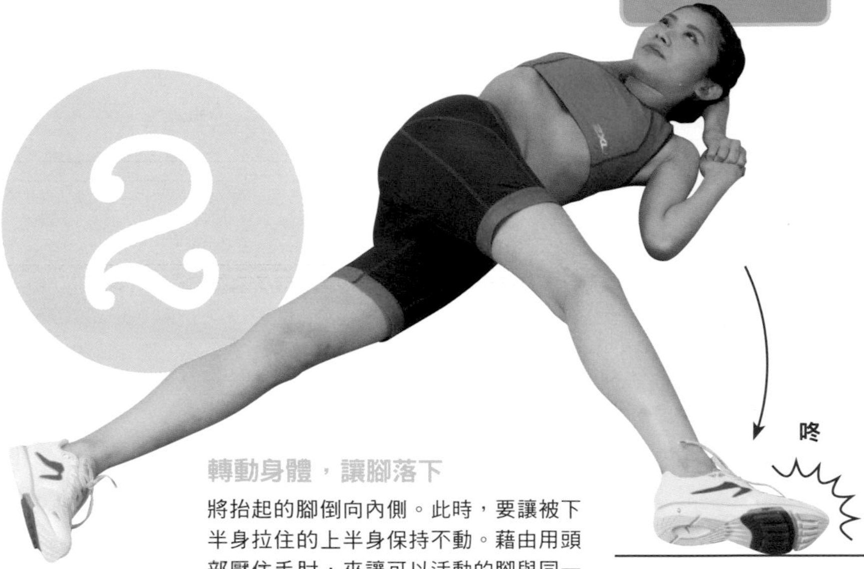

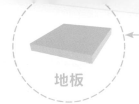

轉動身體，讓腳落下

將抬起的腳倒向內側。此時，要讓被下半身拉住的上半身保持不動。藉由用頭部壓住手肘，來讓可以活動的腳與同一邊的背部大範圍地受到伸展。

讓腳接觸地面

此運動的重點

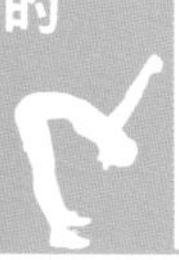

使用頭部來壓住手肘，將其固定，並巧妙運用扭動身體的力量。

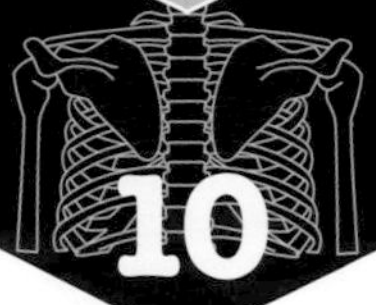

10

透過側躺姿勢，讓手臂朝左右兩邊大大地張開

躺下，將雙手手掌合在一起，然後再大大地打開雙臂。確實地固定下半身（主要是骨盆），限制其行動，藉此就能更加強烈地同時感受到胸腔打開的動作與肩胛骨的動作。

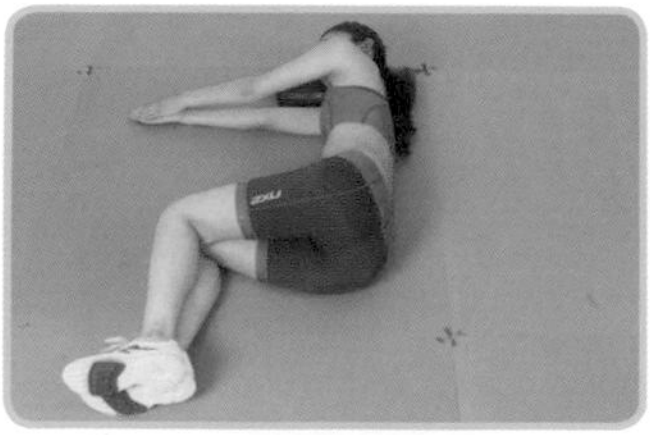

重點在於，要確實地讓「從雙腳膝蓋到腳後跟」併攏。固定骨盆，使下半身變得穩定。

1

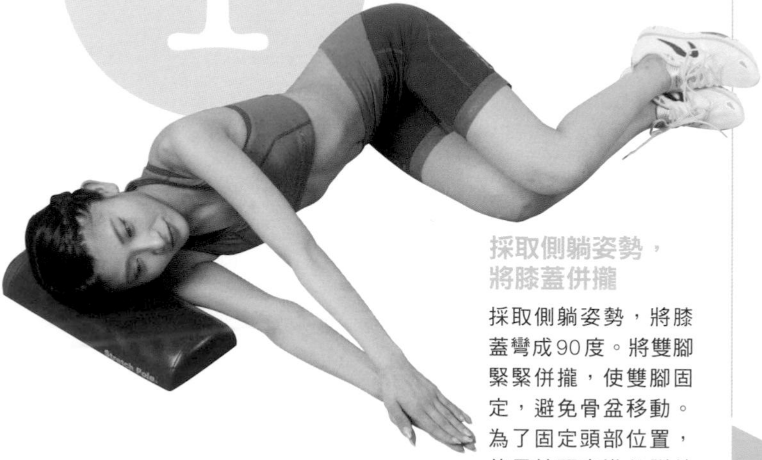

採取側躺姿勢，將膝蓋併攏

採取側躺姿勢，將膝蓋彎成90度。將雙腳緊緊併攏，使雙腳固定，避免骨盆移動。為了固定頭部位置，使用枕頭來進行訓練會比較方便。

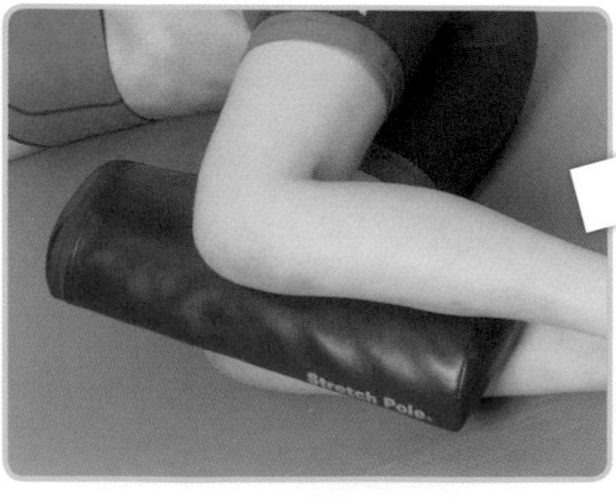

檢測

膝蓋會打開的人，只要讓雙腳夾住墊子等物，就能輕易保持平衡。如同照片中那樣，也可使用半月型伸展用泡綿柱等物。

地板

Use items
使用這個吧！

張開手臂，敞開胸腔時，不要讓下半身被拉住。基本上，下半身的姿勢是不變的。

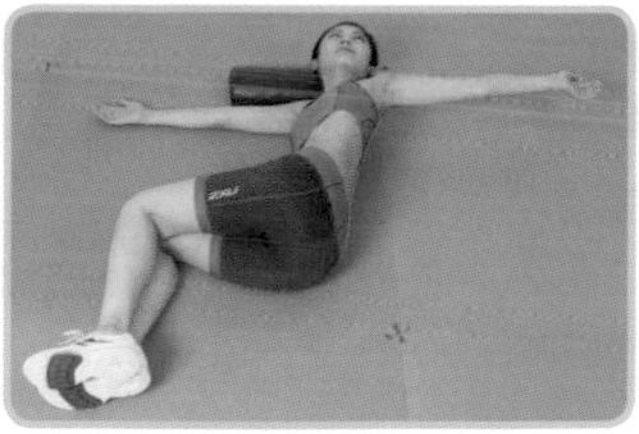

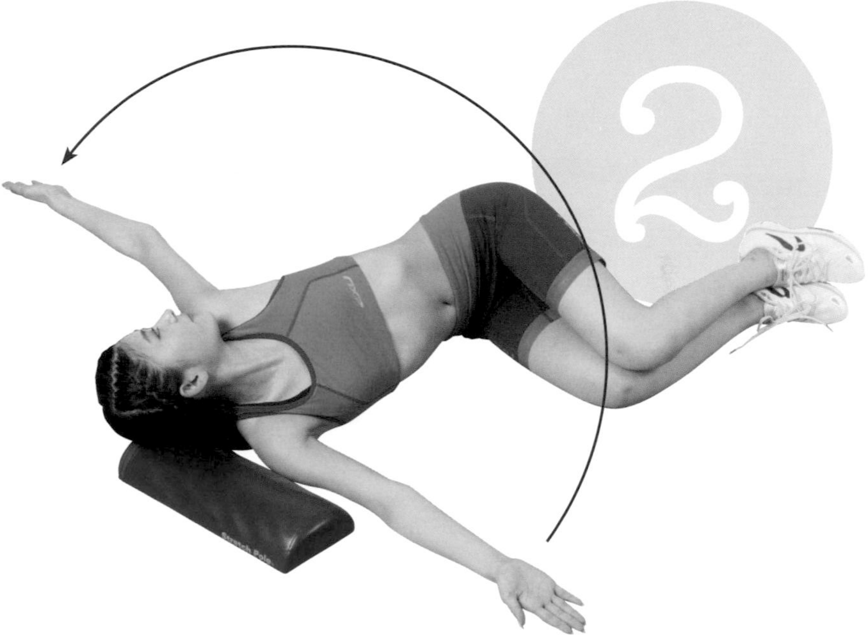

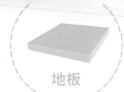

將手臂朝向外側大大地張開

依照「一邊固定骨盆，一邊敞開胸腔」的感覺，將手臂大大地朝另一側張開。也要讓頭部位置逐漸移動，視線朝著逐漸張開的手的前端。

此運動的重點

這項訓練的概念為，不要只活動手臂，而是要透過肩胛骨來活動身體。

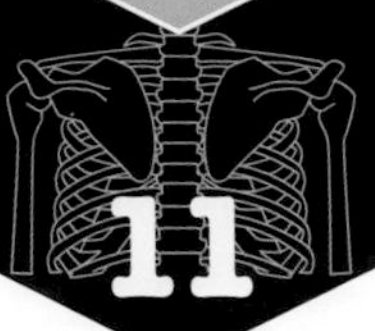

一邊將手撐在牆上，讓手臂維持固定姿勢，一邊讓身體往前傾

利用牆壁的轉角部分來伸展肩胛骨周圍。辦公室當然不用說，此訓練菜單也可使用路燈或電聯車上的扶手來進行。在日常生活中，請利用身邊的物品來給予肩胛骨刺激，提高其柔軟度吧。

1

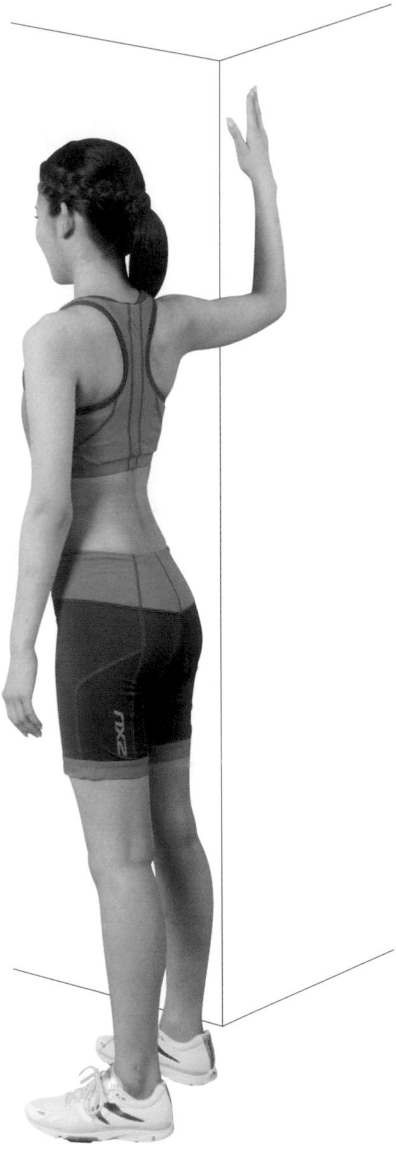

將單手貼在牆上

筆直地站在牆角，將單手貼在牆上。配合肩膀的高度，將手肘彎成90度。從指尖到手肘的部分都要緊貼在牆上。

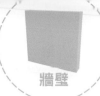

牆壁

Use items
使用這個吧！

2

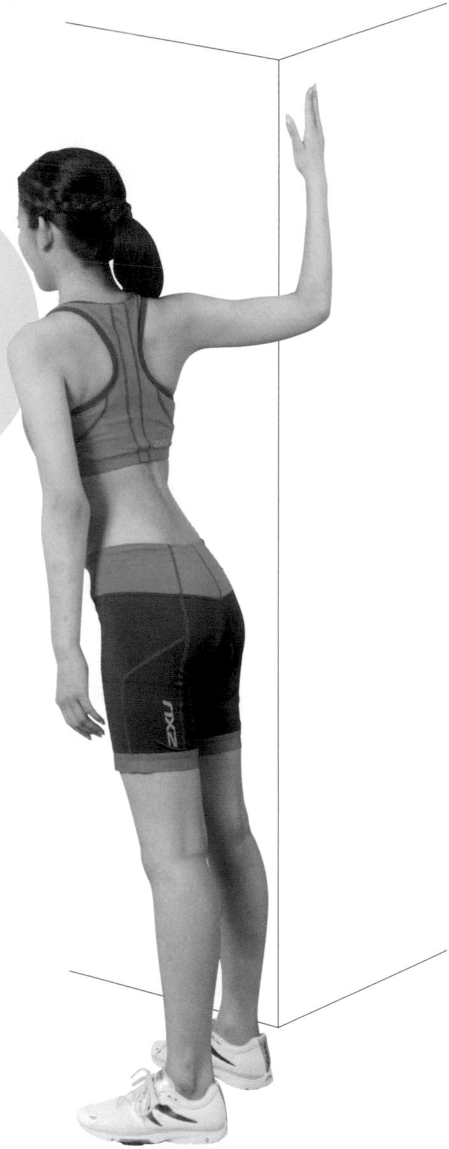

透過牆壁來固定手臂，讓身體往前傾

一邊將手臂貼在牆上，一邊讓身體往前傾。在不改變站立位置的情況下，慢慢將身體往前傾，感受靠牆這邊的肩胛骨的伸展。

此運動的重點

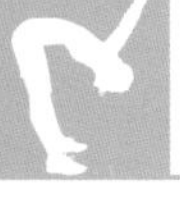

巧妙地使用牆壁來活動僵硬的肩胛骨吧。

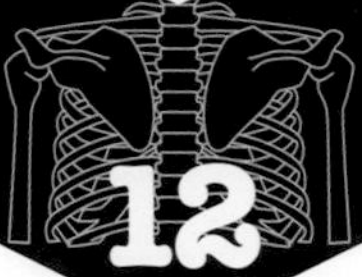

採取跪姿，低下頭，推擠肩膀

在此伸展運動中，會使用床或椅子來讓頭部垂至比肩膀低的位置，藉此來伸展肩胛骨周圍。透過椅子的坐墊等物來限制手臂的動作，就能讓頭部到肩膀、背部獲得大範圍的伸展效果。

1

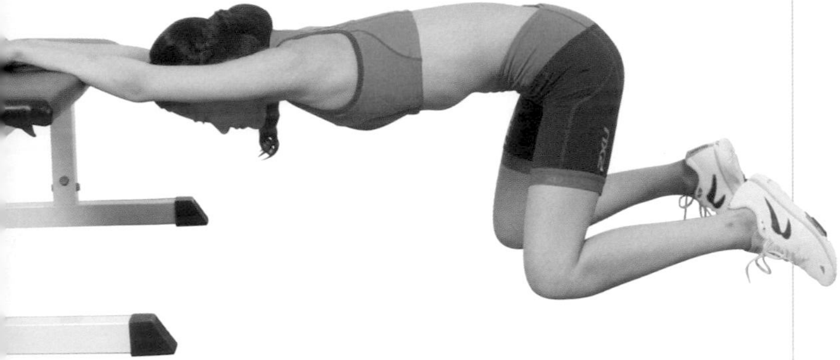

將手放在床上，膝蓋跪地

跪在地上，將手放在床或椅子上，讓上半身變成筆直的。視線朝向正下方的地板，以避免頭部前後移動。

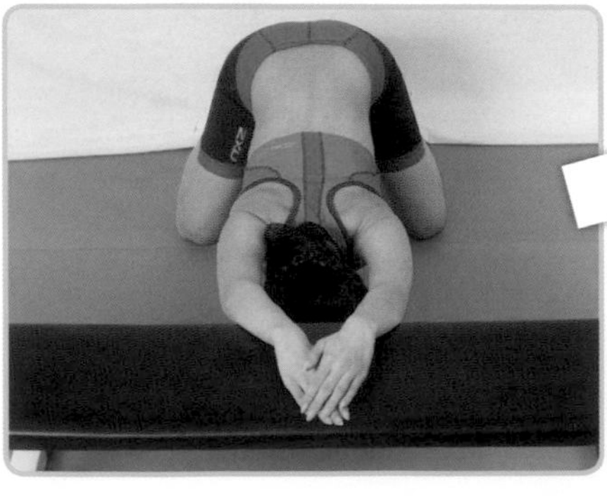

檢測

將雙手放在床或椅子上，而且手指要重疊。試著透過「將雙手重疊，一邊把頭部塞進由手臂所構成的圓圈中，一邊讓頭部通過圓圈」的概念來進行訓練吧。

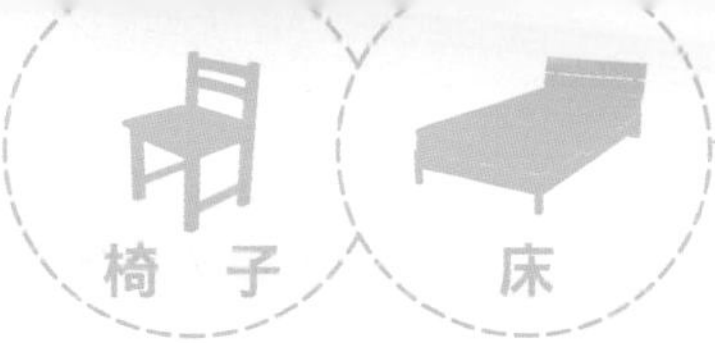

Use items
使用這個吧！

2

低下頭，將頭部塞入雙臂之間

低下頭，將頭部塞入雙臂之間。一邊保持雙臂的高度，一邊只讓頭部的位置降低，避免肩膀與腰部的位置前後移動。

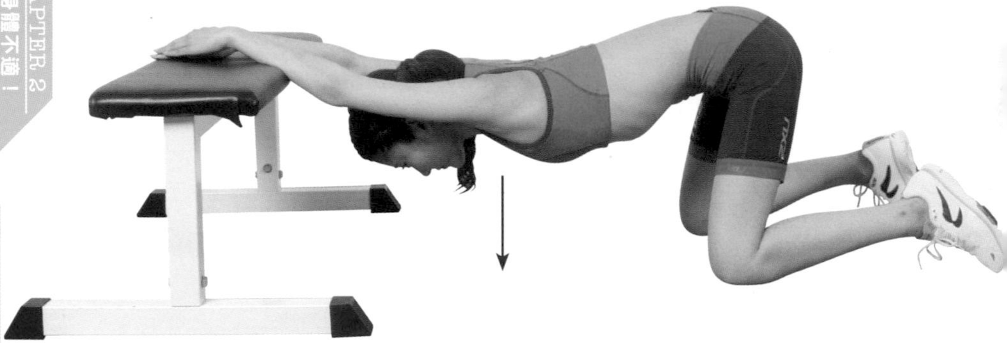

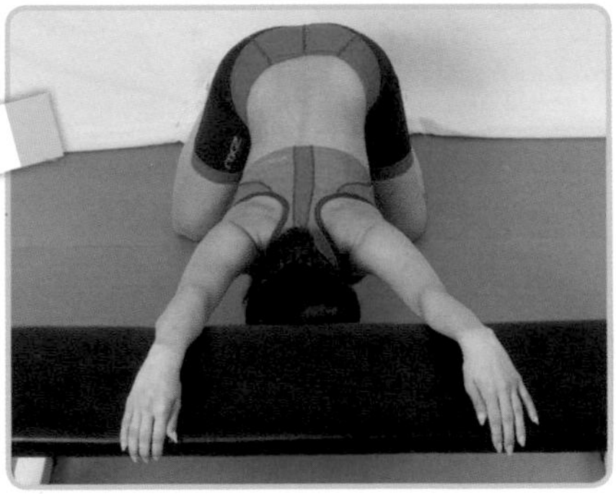

檢測

有的人如果先將手重疊，頭部就會垂不下去。這樣的人只要先將雙手分開，頭部就能輕易地垂下。只不過，如果雙手分得太開，就會失去伸展效果，所以要特別留意。

此運動的重點

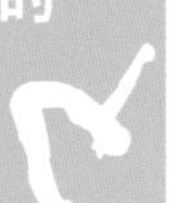

要特別注意，必須讓手和腰部所連成的線成為一直線，與地板平行。

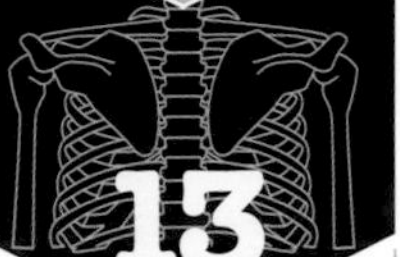

13

將放在背後的雙手手指扣在一起，讓上半身往前傾

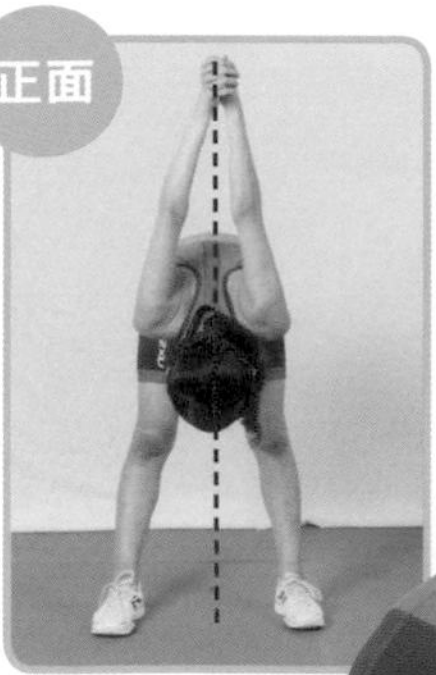

保持「讓扣住手指的雙手與頭部連成一直線」的姿勢。如果左右搖晃的話，就無法讓肩胛骨均衡地活動。

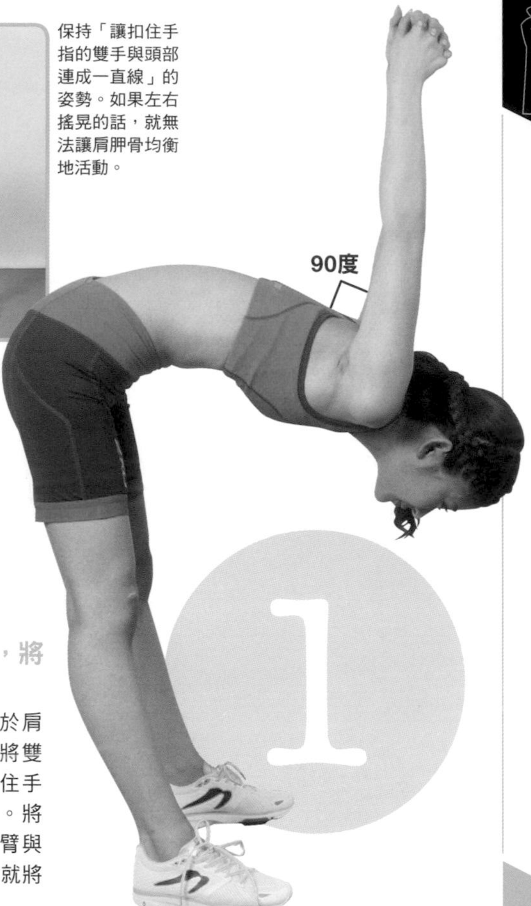

1

扣住雙手手指，將身體往前傾

採取雙腳寬度大於肩寬的輕鬆站姿，將雙臂繞到背後，扣住手指，筆直地伸長。將手臂抬高，讓手臂與身體成90度後，就將身體往前傾。

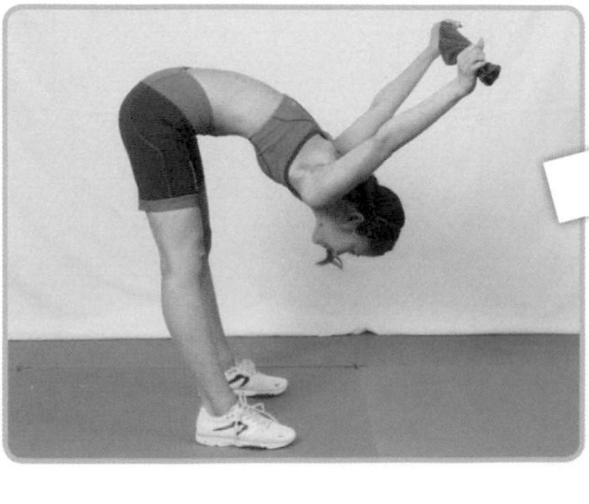

檢測

如果覺得互相握住的手臂受到拘束，很難向前伸的話，就拿著毛巾等物來擴大雙手之間的距離。藉此，就能比較輕鬆地做出前傾姿勢。

雖然「筆直地站著，伸展互相扣住手指的手臂」這種伸展運動可以用來檢測可動區域，但此伸展運動則是透過傾斜身體來進一步提昇柔軟度的訓練菜單。覺得難受的人請不要勉強，使用毛巾等物來進行訓練吧。

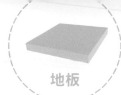

Use items
使用這個吧！

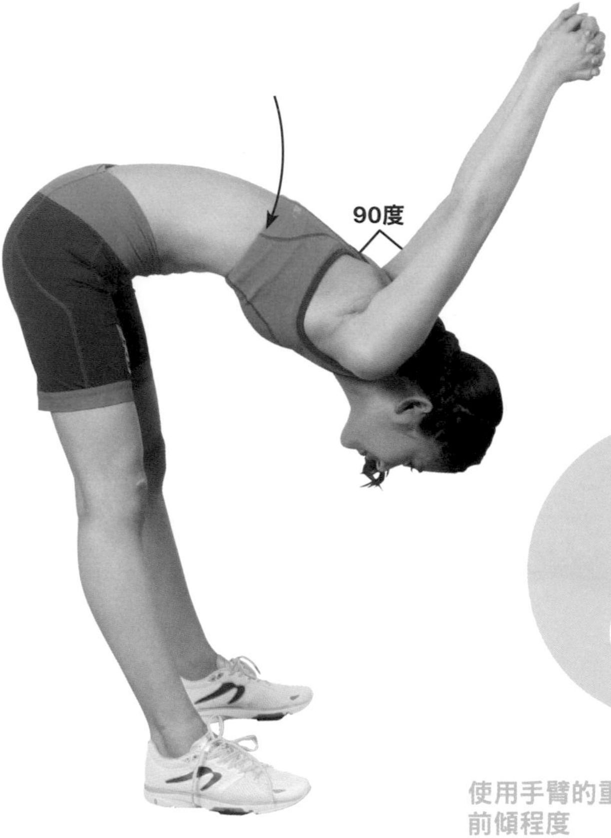

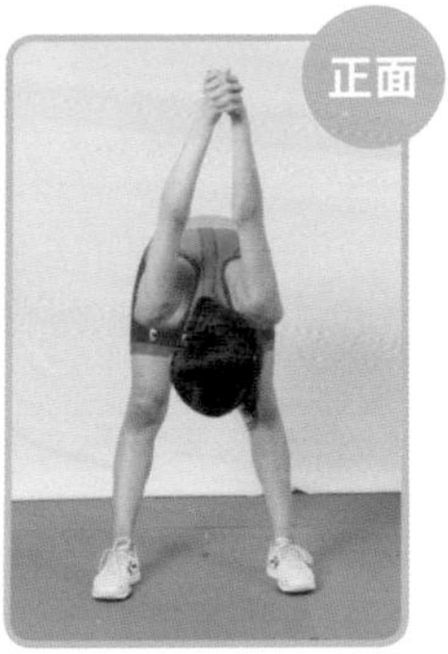

一開始，就算將扣住手指的手臂往前伸也無妨。如果身體會透過手臂的重量自然地往前傾，就能證明柔軟度提高了。

2

使用手臂的重量來提昇身體的前傾程度

順著手臂的重量，讓採取前傾姿勢的身體更進一步往前傾。扣住手指的手臂會宛如時鐘指針般地移動。頭部位置也會稍微下降。

此運動的重點

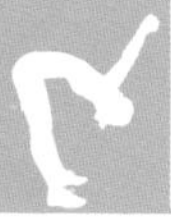

盡量不要一口氣地前傾，而是要透過手臂的重量，讓身體自然地往前傾。

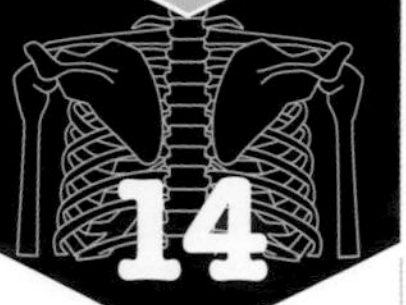

將手臂繞到背後，用手撐住台座，讓身體蹲下

肩胛骨往上移動的動作叫做「上舉」，往內側移動的動作則叫做「內收」。此訓練菜單就是用來引導身體進行這兩項動作的伸展運動。為了避免危險，所以請尋找穩定的場所來進行訓練吧。

位置較高的版本

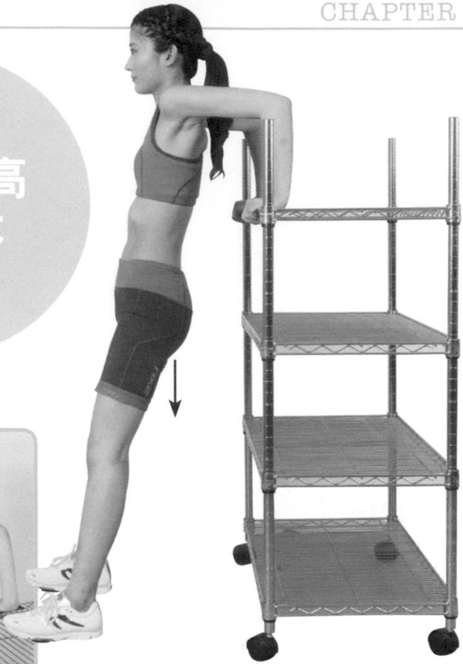

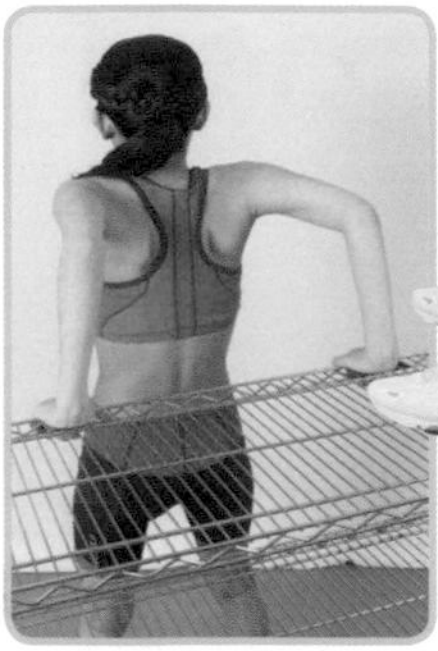

基本姿勢為，調整高度，讓手肘彎成約90度。低一點沒關係，如果太高的話，就會變得很難進行蹲下動作。

使用高度較高的台座等物

依照肩胛骨的高度，將手撐在背後的物體上，讓身體蹲下。能讓手肘彎成約90度的高度是最理想的。將腳稍微往前移動，如同坐下般地放低蹲部。

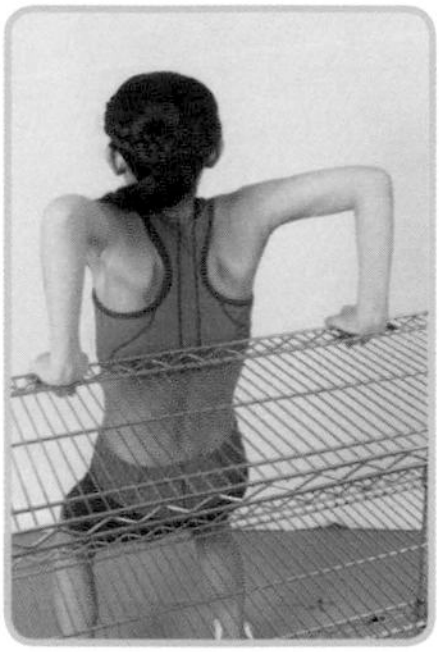

蹲下時，要特別留意，盡量讓身體筆直地降低。去感受肩胛骨的動作吧。

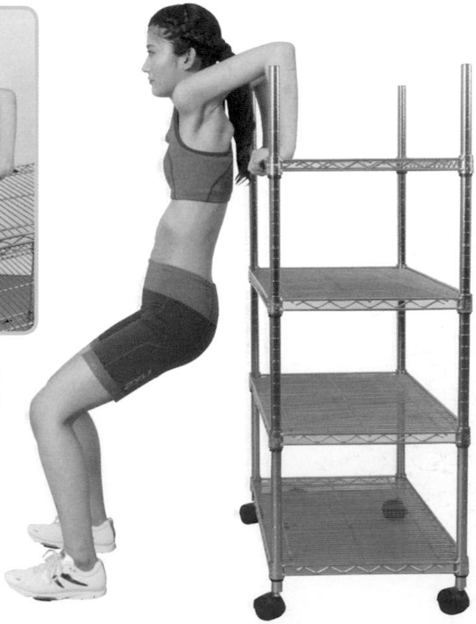

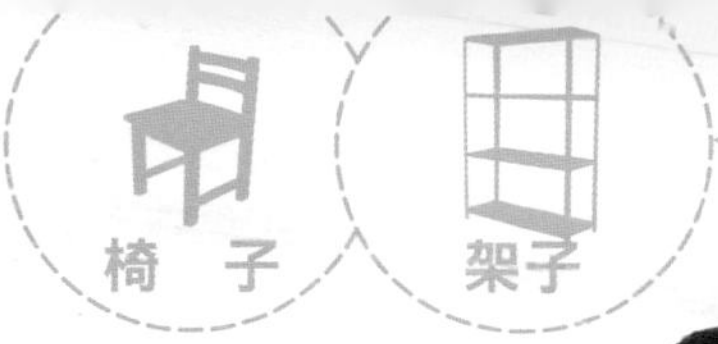

Use items
使用這個吧！

位置較低的版本
（適合進階者）

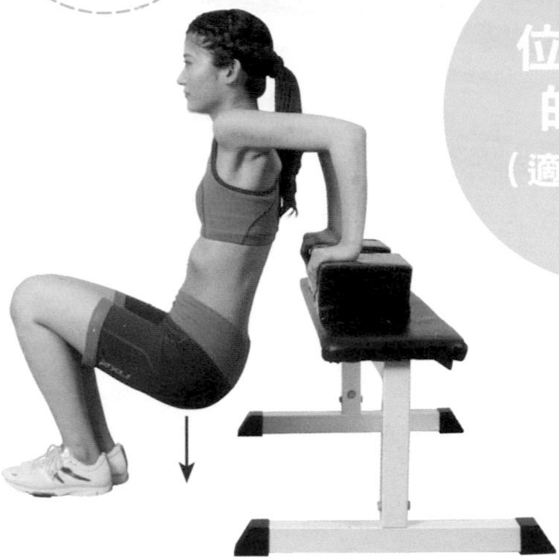

透過較低的位置來提昇負荷

在較低的位置進行此訓練的話，就會更進一步地施加體重，提昇負荷。先在較高的位置進行訓練，充分地提高柔軟度後，再讓自己也能在較低的位置完成此動作。

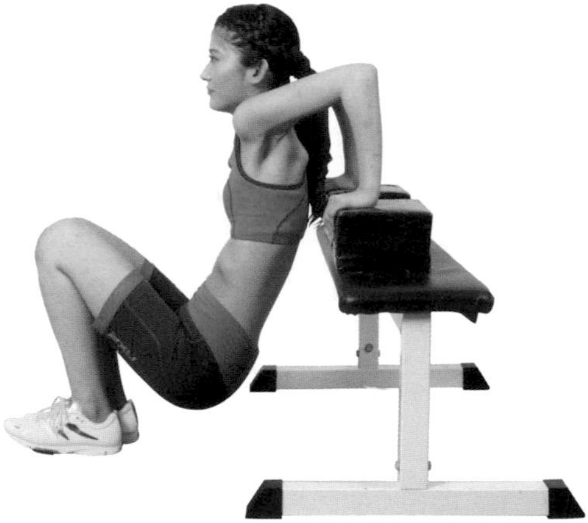

此運動的重點

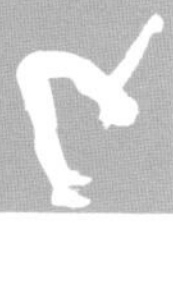

不是靠在架子上，而是要讓身體垂直地落下。

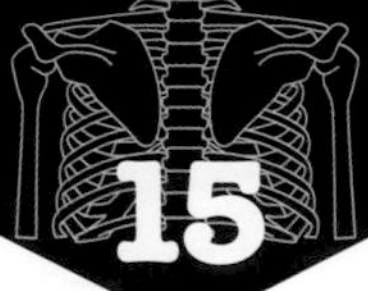

15

彎曲雙臂，將手肘降到肩膀高度

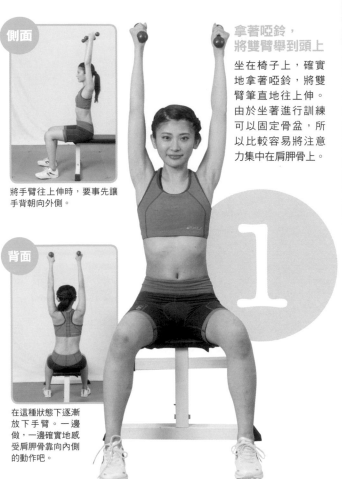

除了上下左右地滑動以外，肩胛骨還能進行旋轉的動作，讓其上方與下方的部位朝著外側打開。由於要均衡地透過六個方向來伸展肩胛骨，所以也要持續加上各種複雜的動作。

1

拿著啞鈴，將雙臂舉到頭上

坐在椅子上，確實地拿著啞鈴，將雙臂筆直地往上伸。由於坐著進行訓練可以固定骨盆，所以比較容易將注意力集中在肩胛骨上。

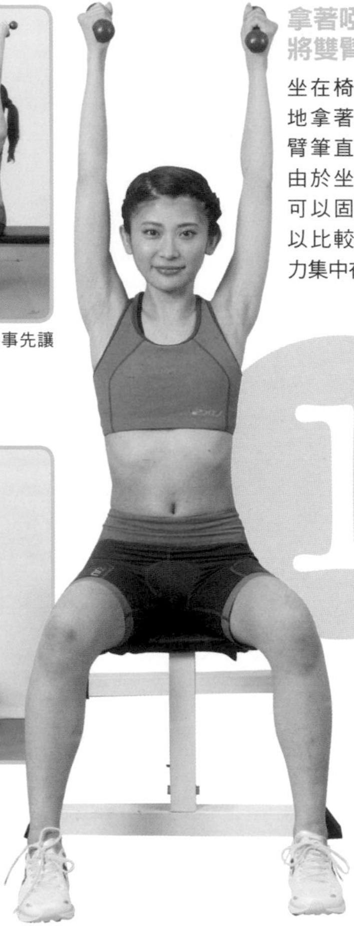

側面

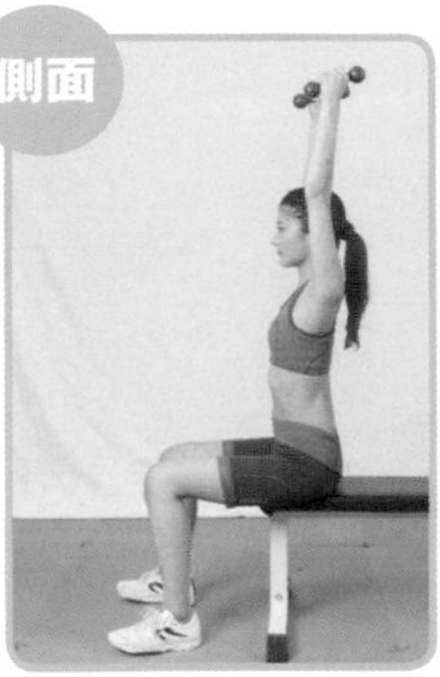

將手臂往上伸時，要事先讓手背朝向外側。

背面

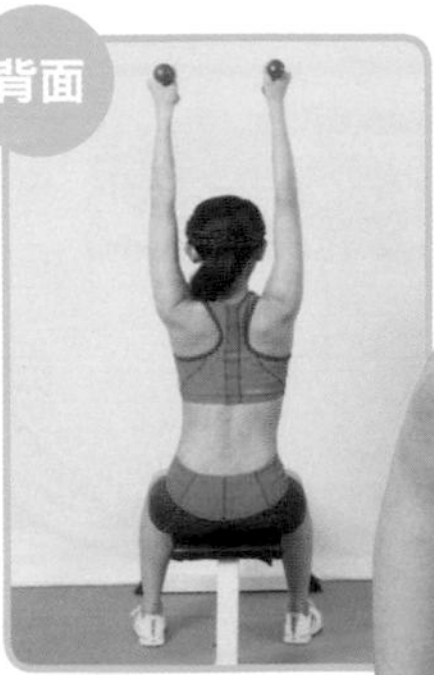

在這種狀態下逐漸放下手臂。一邊做，一邊確實地感受肩胛骨靠向內側的動作吧。

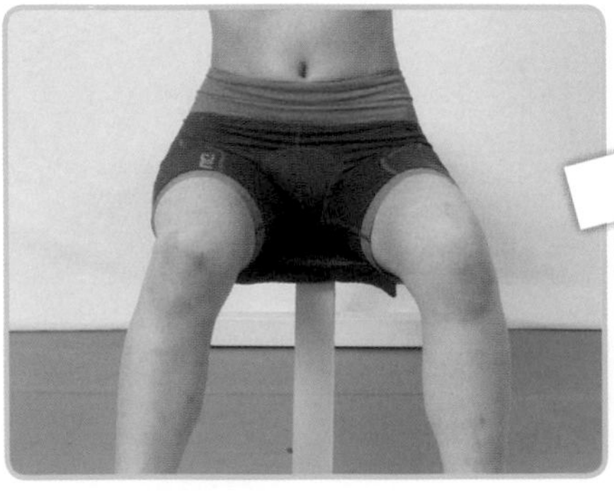

檢測

坐著時要注意膝蓋是否有確實打開。如果膝蓋是併攏的，多餘的力量就會進入下半身，所以要特別注意。稍微將膝蓋打開，保持放鬆姿勢，讓注意力集中在上半身。

椅子

Use items
使用這個吧！

2

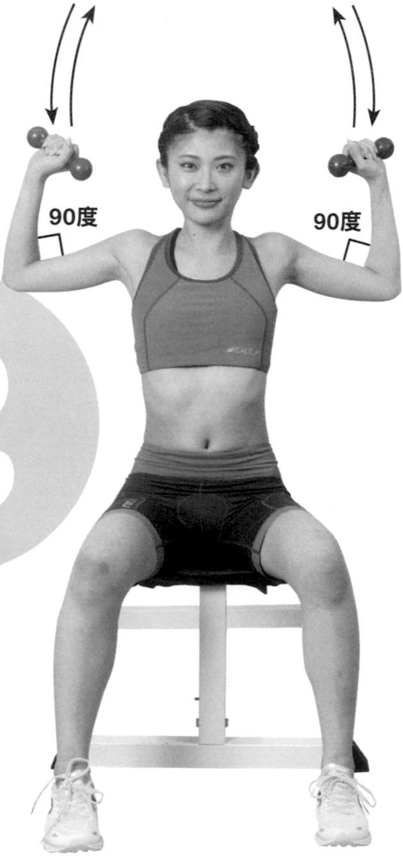

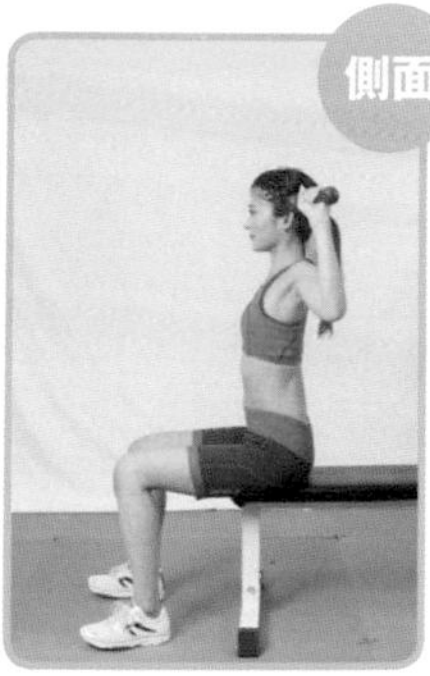

放下手臂時，要保持手臂的角度，讓啞鈴位於手肘正上方與耳朵旁邊。

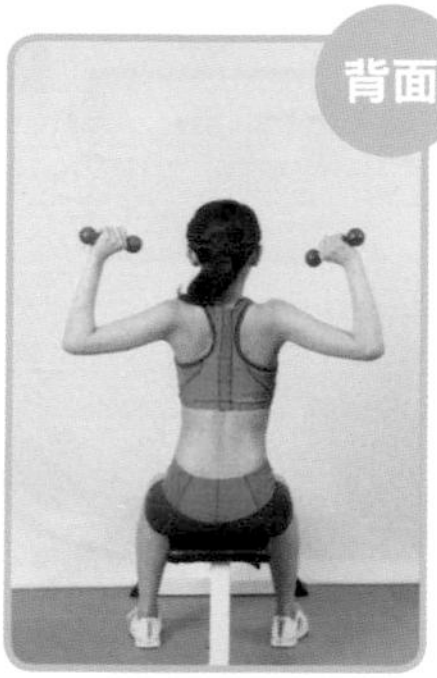

由於目的不是強化肌力，所以重點在於，不要仰賴手臂的力量。舉起與放下啞鈴時，要注意手背的方向切換（外側→內側）

放下手臂時，要讓手背朝向內側

將位於上方的啞鈴放下，直到手肘成為直角。將手背從朝向外側的狀態切換成朝向內側。迅速地重複這項動作時，盡量不要使用到肌肉。

此運動的重點

舉起與放下啞鈴時，要注意手背的方向。

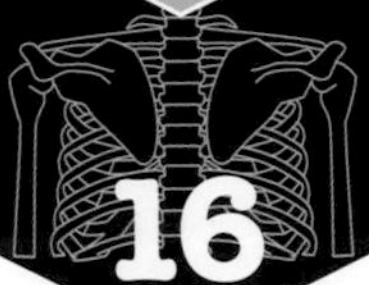

16

一邊握住毛巾，一邊將雙臂往後拉

藉由握住毛巾兩端來維持肩關節的角度，提高效果。不過，要特別注意，盡量不要將力量施加在肩胛骨以外的部分上。坐著進行訓練的用意也是為了要讓人將注意力集中在上半身。

1

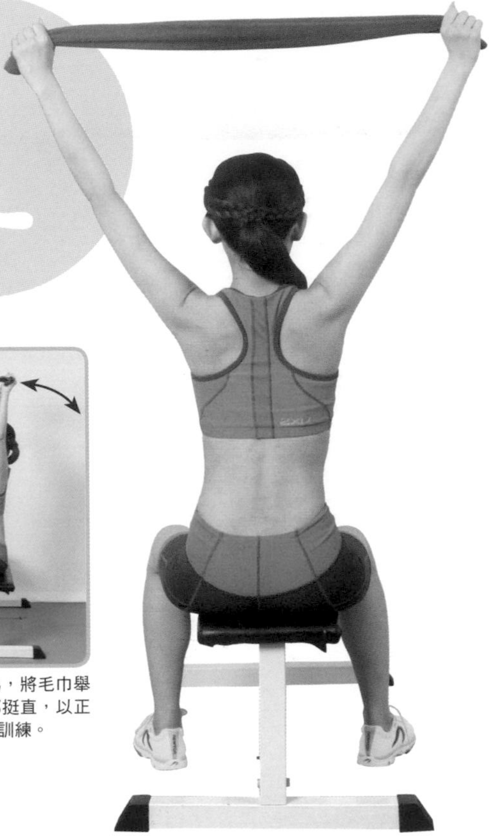

側面

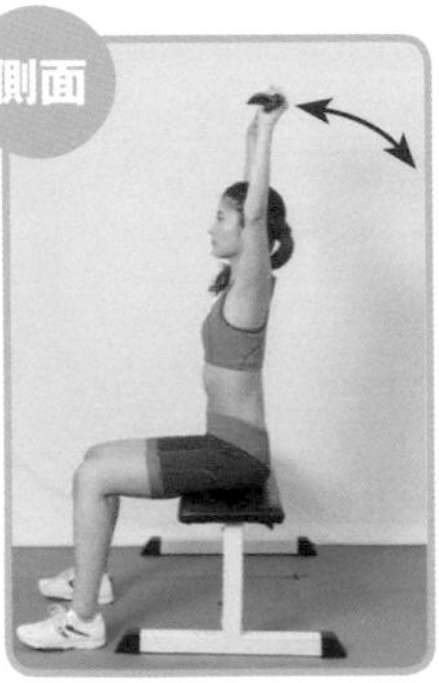

一開始的姿勢為，將毛巾舉到頭上。將背部挺直，以正確的姿勢來進行訓練。

將毛巾拉緊，並舉起

坐在椅子等物上，雙手握住毛巾兩端，將毛巾拉緊，並舉起。雙手之間的寬度約為肩寬的兩倍。如果毛巾太長的話，就要進行調整。

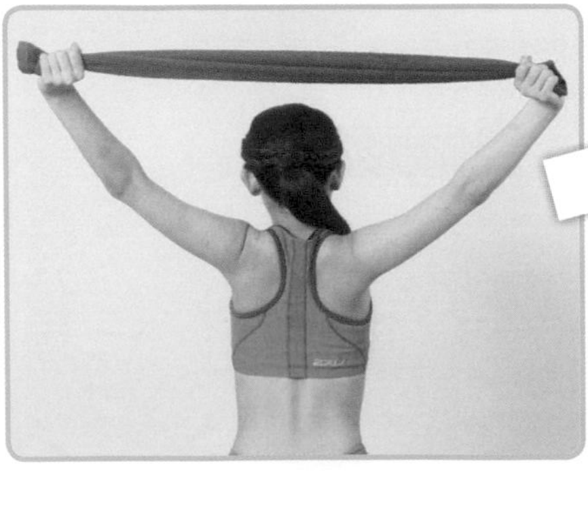

檢測

雖然要「讓肩胛骨靠向中央」，但不能呈現聳肩的姿勢。要培養「在不改變肩膀高度的情況下，將肩胛骨集中在身體中央」這種感覺。

Use items
使用這個吧！

椅子

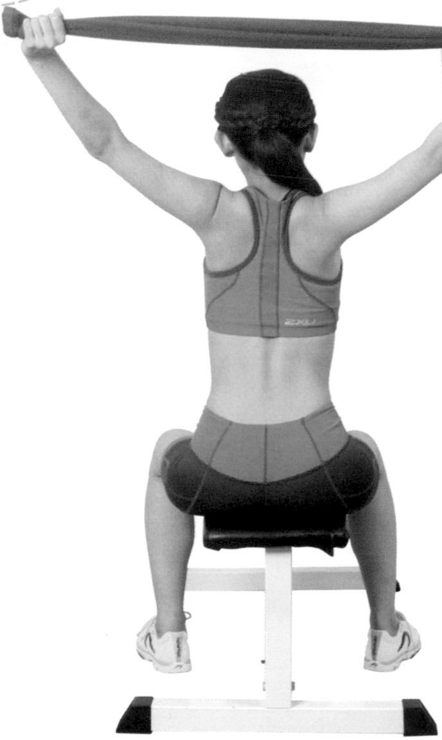

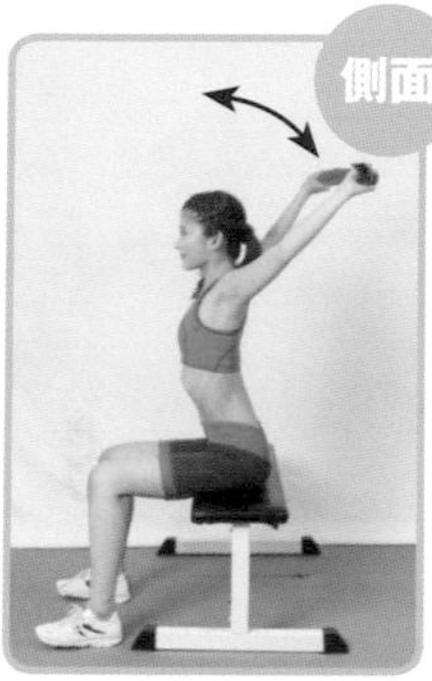

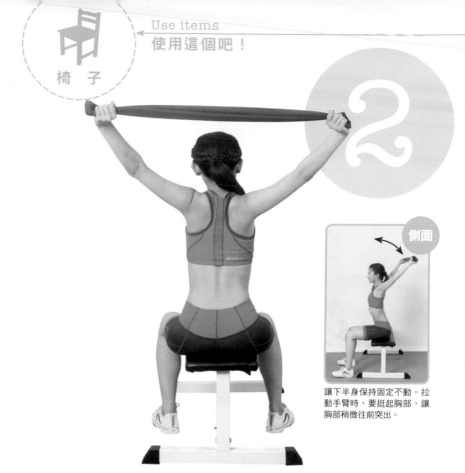

讓下半身保持固定不動。拉動手臂時，要挺起胸部，讓胸部稍微往前突出。

讓握住毛巾的雙臂往後傾斜

一邊拉緊毛巾，一邊讓雙臂往後傾斜。不要讓身體往後倒，反而要讓胸部稍微往前突出。試著以「讓肩胛骨靠向中央」的概念來進行訓練吧。

此運動的重點

拉動手臂時，要一邊挺起胸部，一邊將肩胛骨集中在身體中央。

17

一邊扛著棍子，一邊坐著扭動身體

在肩胛骨放鬆伸展運動中，重點不是「透過自己的肌力來伸展」，而是「受到伸展、扭動的感覺」。藉由扛著棍子，可以讓我們無需花費多餘力量來支撐手臂，能夠只獲得「身體受到扭動」的感覺。

1

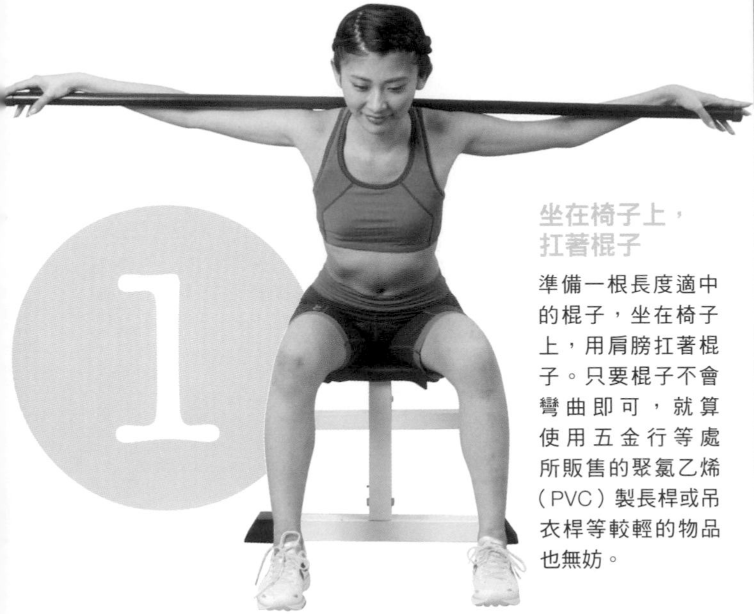

坐在椅子上，扛著棍子

準備一根長度適中的棍子，坐在椅子上，用肩膀扛著棍子。只要棍子不會彎曲即可，就算使用五金行等處所販售的聚氯乙烯（PVC）製長桿或吊衣桿等較輕的物品也無妨。

2

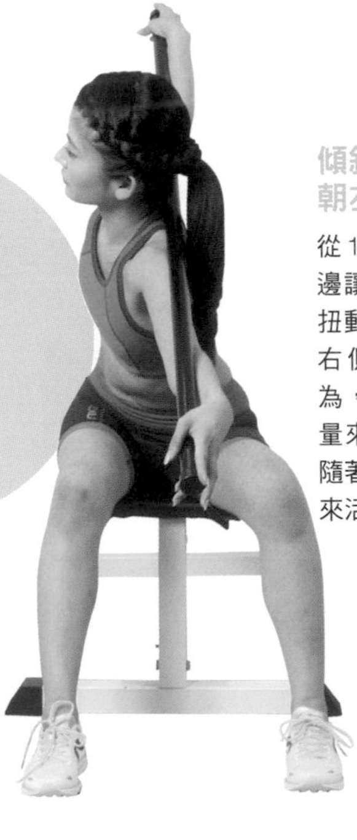

傾斜身體，讓上半身朝左扭動

從1的姿勢轉變為，一邊讓左肩向前傾，一邊扭動身體，使身體面向右側。此動作的概念為，不是透過身體的力量來轉動，而是讓身體隨著「棍子畫圓的動作」來活動。

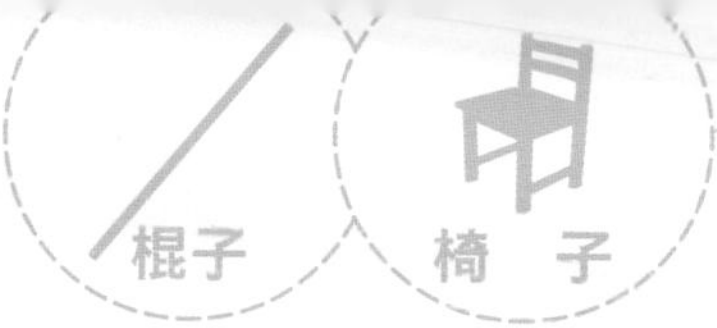

Use items
使用這個吧！

3

讓身體朝另一側傾斜，使身體向右扭動

接下來，讓右肩下降，扭動身體，使身體面向左側。雖然棍子能夠轉到什麼程度取決於身體的柔軟度，但我們不要勉強地扭動身體，而是要隨著棒子的動作，反覆地左右擺動。

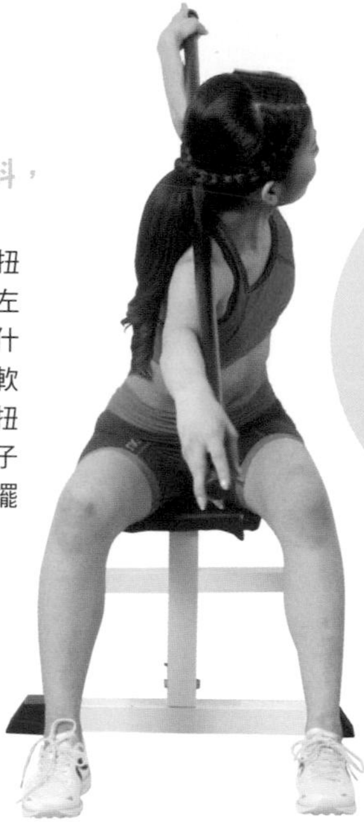

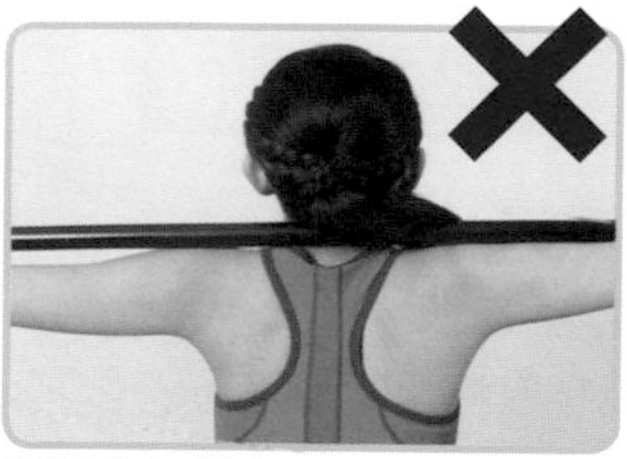

當棍子放在肩膀上，甚至壓在頸部上時，頭部就會前傾，使人感到不自在，也無法獲得伸展效果。

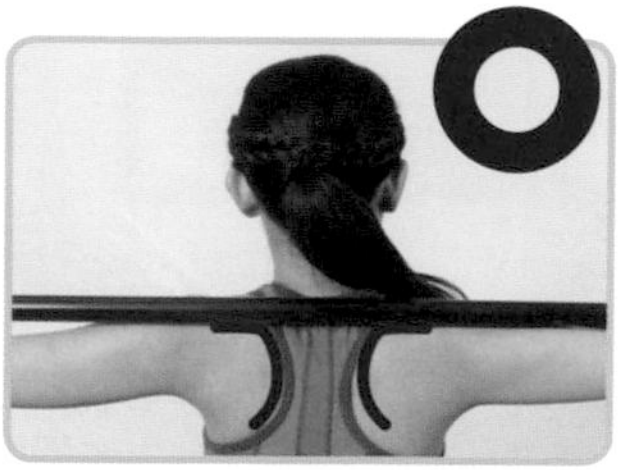

棍子靠在肩胛骨的頂部。藉由讓棍子接觸肩胛骨，讓人可以輕易地掌握「透過肩胛骨的活動來扭動身體」這項概念。

此運動的重點

以身體面對的方向為開端，讓棒子的活動方向來引導身體。

18

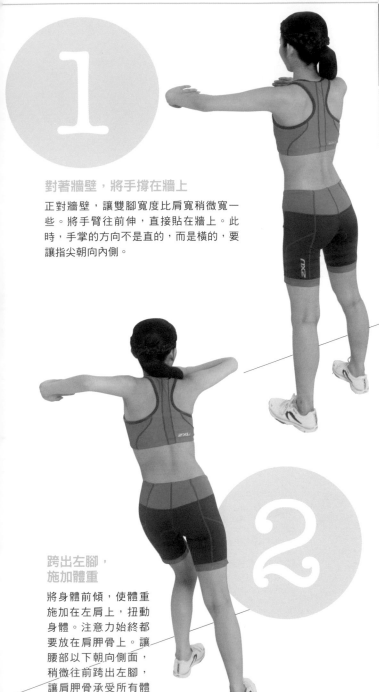

將手撐在牆壁上，透過施加體重來扭動身體

使用自己的體重來進行伸展運動時，會產生效果的是「先將身體的一部分固定後，再進行伸展」這種方法。與筆直站立狀態不同，藉由將手掌貼在牆上，使手臂固定，就能將自己的體重施加在肩胛骨上。

1

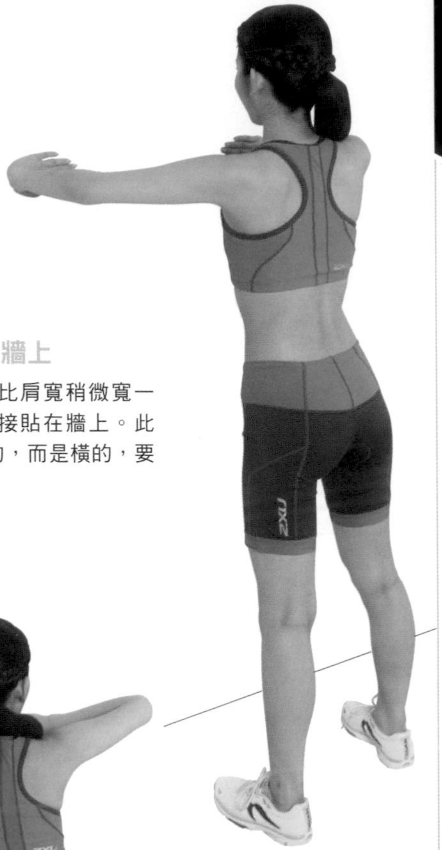

對著牆壁，將手撐在牆上

正對牆壁，讓雙腳寬度比肩寬稍微寬一些。將手臂往前伸，直接貼在牆上。此時，手掌的方向不是直的，而是橫的，要讓指尖朝向內側。

2

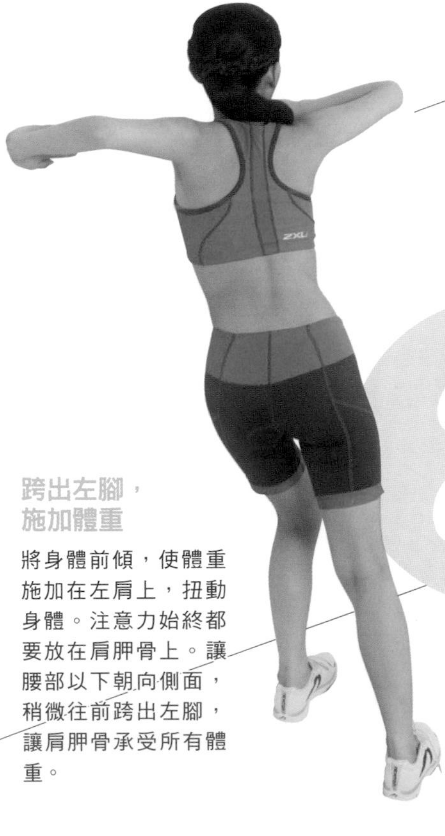

跨出左腳，施加體重

將身體前傾，使體重施加在左肩上，扭動身體。注意力始終都要放在肩胛骨上。讓腰部以下朝向側面，稍微往前跨出左腳，讓肩胛骨承受所有體重。

牆壁

Use items
使用這個吧！

3

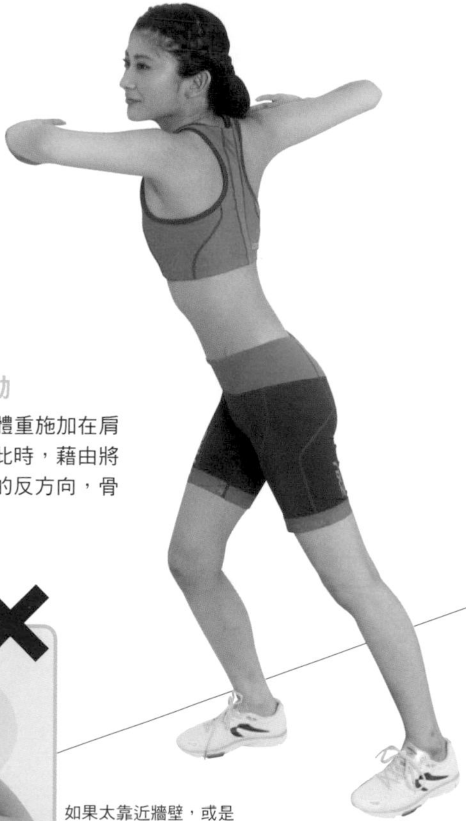

換腳，朝另一邊扭動

右邊也一樣，依照「讓體重施加在肩膀上」的概念來進行。此時，藉由將臉轉到向前突出的肩膀的反方向，骨盆就能夠自然地扭動。

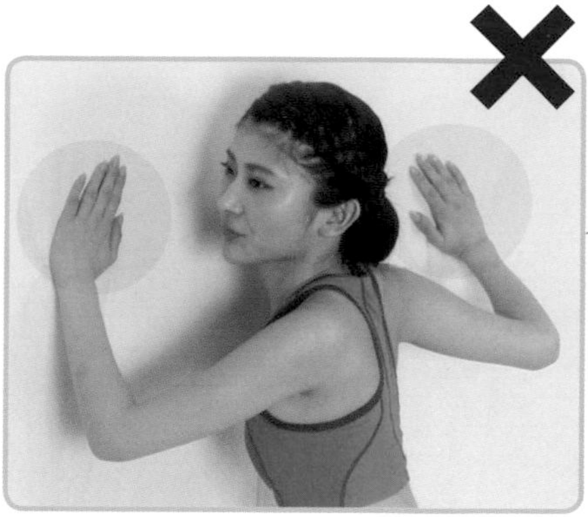

如果太靠近牆壁，或是指尖朝上的話，手肘關節與手腕就無法被固定住，肩胛骨也無法隨心所欲地活動。依照肩膀的感覺來調整距離與手的方向吧。

此運動的重點

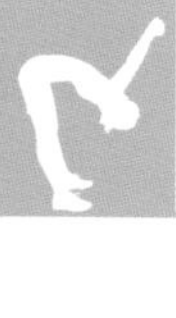

一邊透過牆壁來固定手臂，一邊將體重施加在肩膀上，扭動身體。

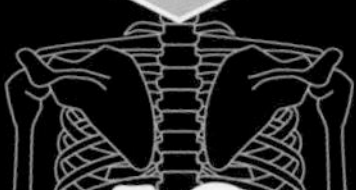

19 將手臂固定，採取仰姿，讓腰部往下移動

此伸展運動對用來連接肩胛骨與骨盆的胸椎周圍很有效。藉由讓肩胛骨、胸椎、骨盆聯動，來維持正確姿勢。把「胸椎會和肩胛骨一起確實活動的健康身體」當成目標吧。

雙手版

採取仰姿，放低腰部，伸展肩膀～背部

將雙手掛在床或長凳的邊緣，使雙手固定，以避免上半身浮起來。放低腰部，使胸部以下的部分沒有接觸床鋪。形成「讓身體從肩胛骨下端往後彎」的狀態。

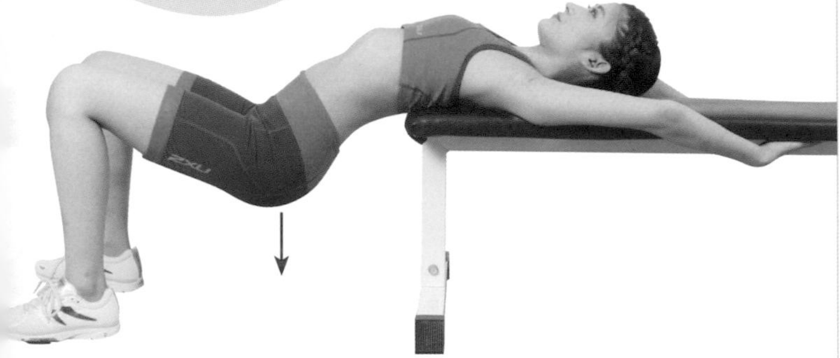

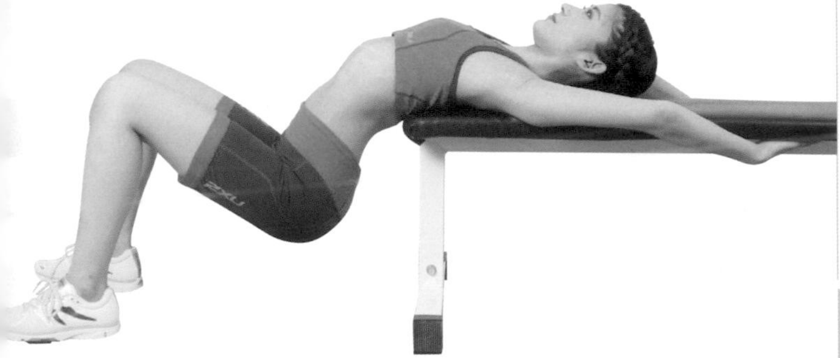

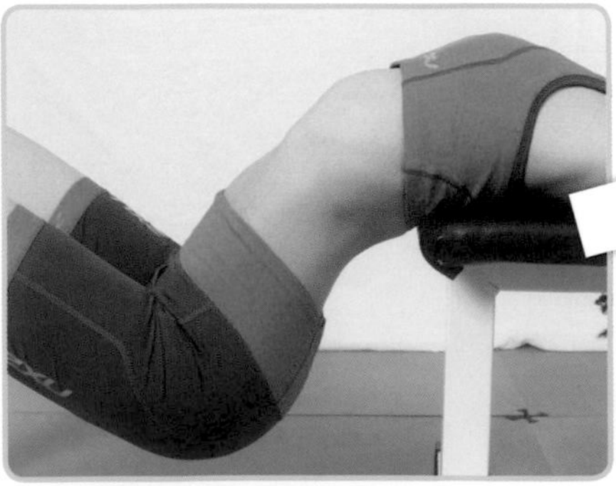

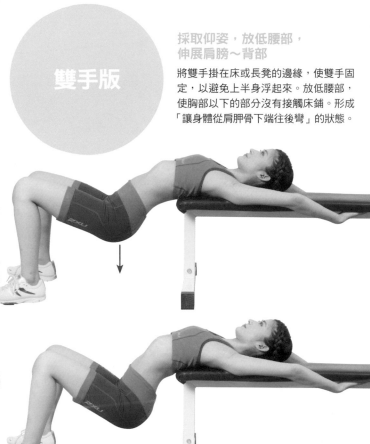

檢測

胸椎指的是，夾在頸椎與腰椎之間的軀體部分的脊骨。為了有效地伸展胸椎，所以請調整位置，讓肩胛骨下端位於床鋪邊緣。

Use items
使用這個吧！

長凳

單手版

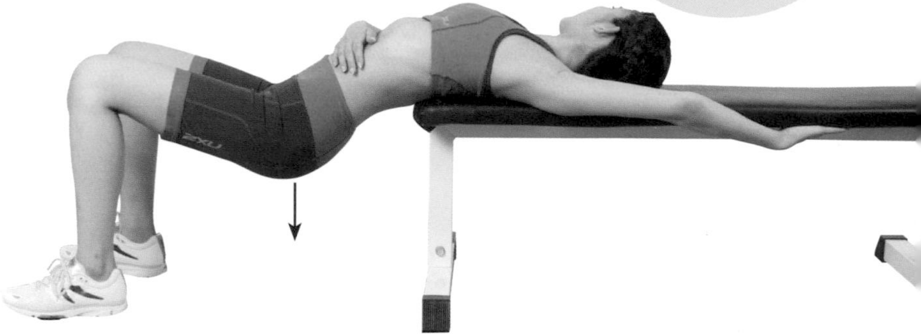

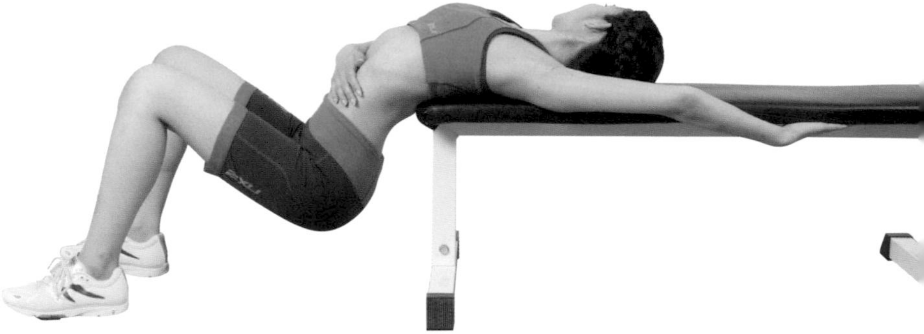

進行伸展運動時，只固定一隻手

改成只將一手掛在床或長凳上的話，負荷就會增加，肩膀與背部也會受到更多刺激。事先將另一手輕輕地放在腹部。進行訓練時，可以讓雙手交換位置。

此運動的重點

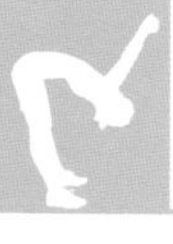

採取「藉由自己的體重來讓胸椎受到伸展」這樣的概念來放低腰部。

20

將雙手手指互相扣住，讓伸長的手臂往下揮

這是最後一項直接伸展肩胛骨周圍的訓練菜單。也就是說，如果能藉此讓肩胛骨隆起的話，僵硬的肌肉就會受到伸展，您那被固定住的肩胛骨也會確實地產生變化。

1

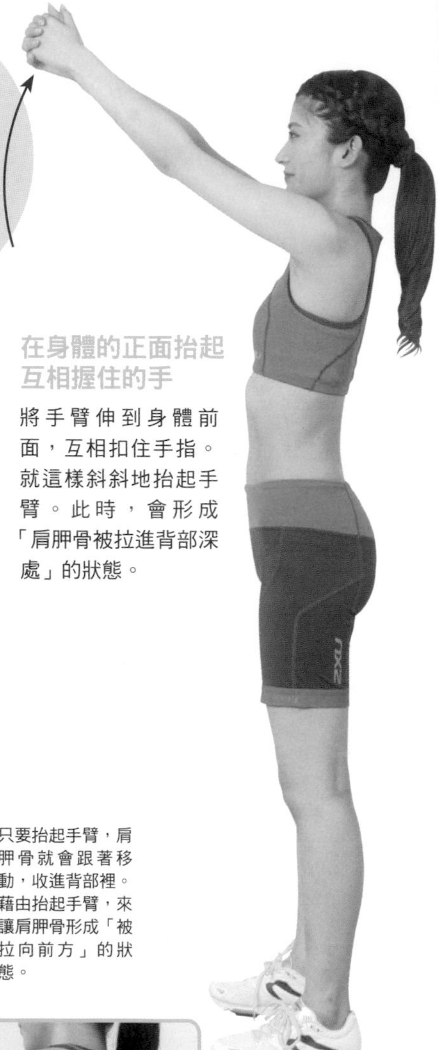

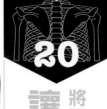

背面

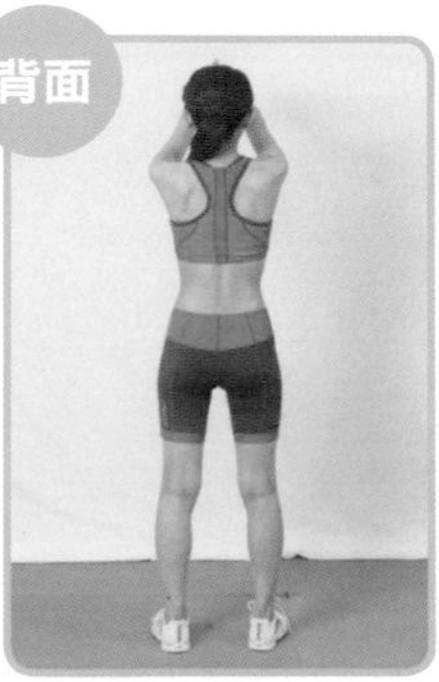

在身體的正面抬起互相握住的手

將手臂伸到身體前面，互相扣住手指。就這樣斜斜地抬起手臂。此時，會形成「肩胛骨被拉進背部深處」的狀態。

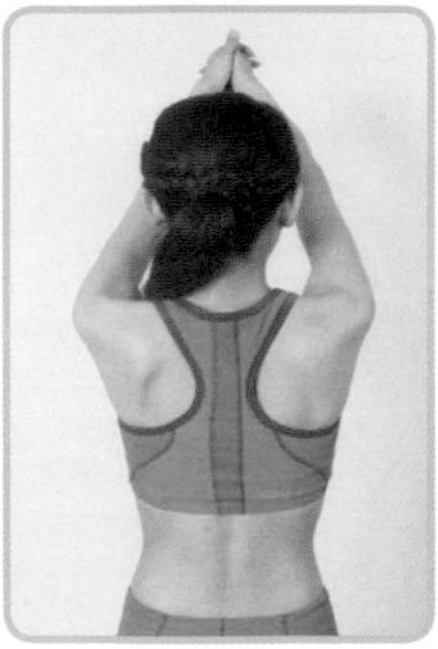

只要抬起手臂，肩胛骨就會跟著移動，收進背部裡。藉由抬起手臂，來讓肩胛骨形成「被拉向前方」的狀態。

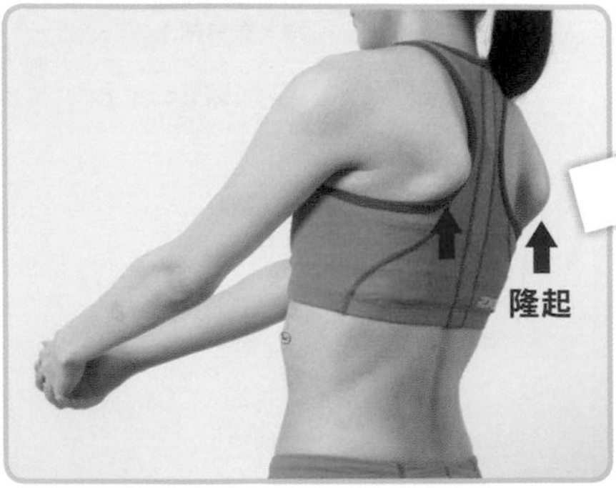

檢測

如果肩胛骨在背上隆起的話，肩胛骨放鬆伸展運動大致上就成功了。之後，就逐漸地提高柔軟度吧。如果周圍的肌肉也被揉開的話，肩胛骨的隆起程度就會更加明顯。

Use items

使用這個吧！

地板

2

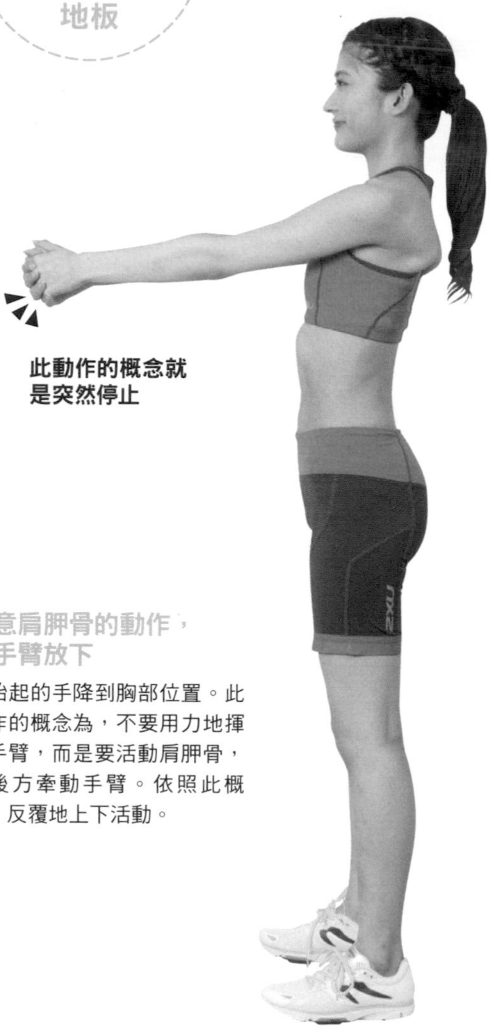

此動作的概念就
是突然停止

注意肩胛骨的動作，將手臂放下

將抬起的手降到胸部位置。此動作的概念為，不要用力地揮動手臂，而是要活動肩胛骨，從後方牽動手臂。依照此概念，反覆地上下活動。

背面

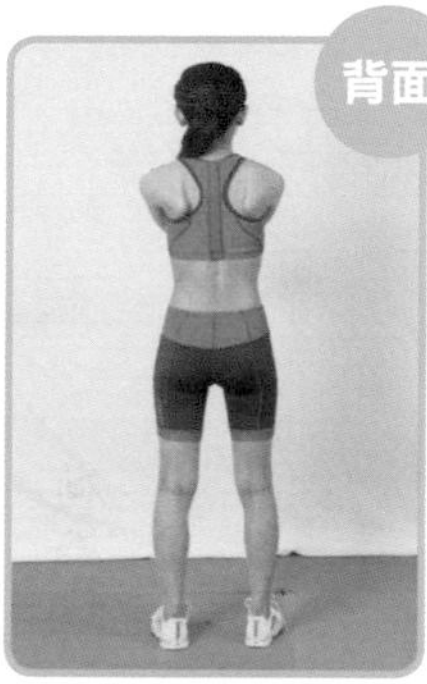

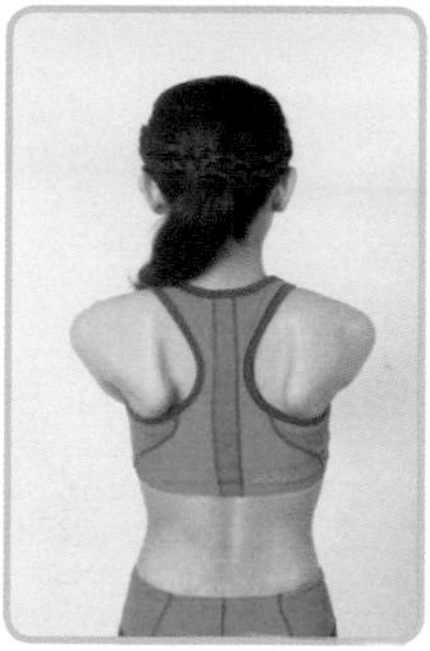

只要放下手臂，肩胛骨也會跟著動。肩胛骨會受到推擠，在背部上隆起。當肩胛骨周圍的肌肉變得柔軟時，肩胛骨就會確實地與手臂的動作產生聯動。

此運動的重點

讓肩胛骨與手臂聯動，只要肩胛骨有在背部上隆起，柔軟度就及格了。

column 2

輕鬆的行李拿法、正確的爬樓梯方式

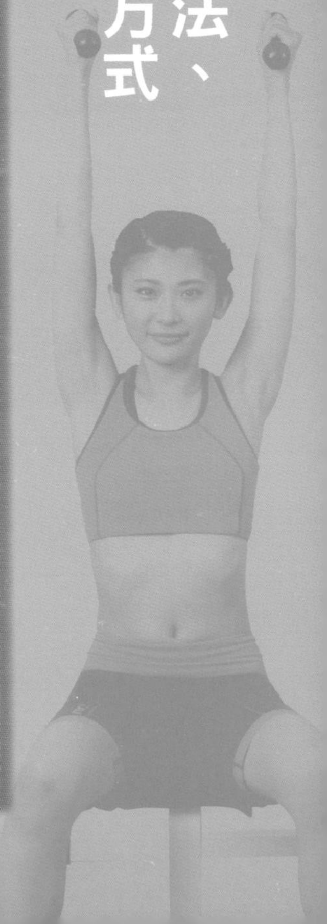

光是採取正確姿勢，生活就會變得輕鬆

人體的組成方式原本就是為了避免讓身體的某一部分承受過多負荷。肩膀痠痛與腰痛等症狀的原因為，肩胛骨因為偏頗的使用方式而變得僵硬，導致骨盆傾斜，身體出現異常。這類症狀也是負荷集中在肩膀或腰部時所引發的現象。正確的姿勢指的是，身體每個部位都沒有承受過多力量，也不會過於緊繃的姿勢。

在日常生活中，導致身體出現異常的原因之一，就是行李與包包的拿法。總是用同一手拿包包，總是背在同一側的肩膀上。這種小小的習慣持續累積後，身體就會開始出現異常。

在拿行李時，也可選擇盡量不會對身體造成負擔的「輕鬆拿法」。把包包掛在手臂上時，假設手肘的角度很接近直角，只要把包包的把手放在手肘附近，就會覺得行李比實際重量來得輕。這是因為，我們會透過骨頭與關節來支撐行李的重量。

在爬樓梯時也一樣，如果能夠採取正確的身體使用方式，就會覺得比以前來得輕鬆。在爬樓梯時，請試著注意膝蓋吧。爬上一層階梯後，準備將腳跨到一下層階梯時，您的膝蓋是否有往前突出到小腿的前方呢？原本，只要髖關節正確地彎曲，膝蓋也會跟著彎曲，形成「體重朝前方移動」的姿勢。骨盆往後傾斜且姿勢不佳的人，其膝蓋不太會往前突出，而且爬樓梯時會很用力。這種爬樓梯方式也會使身體產生異常。

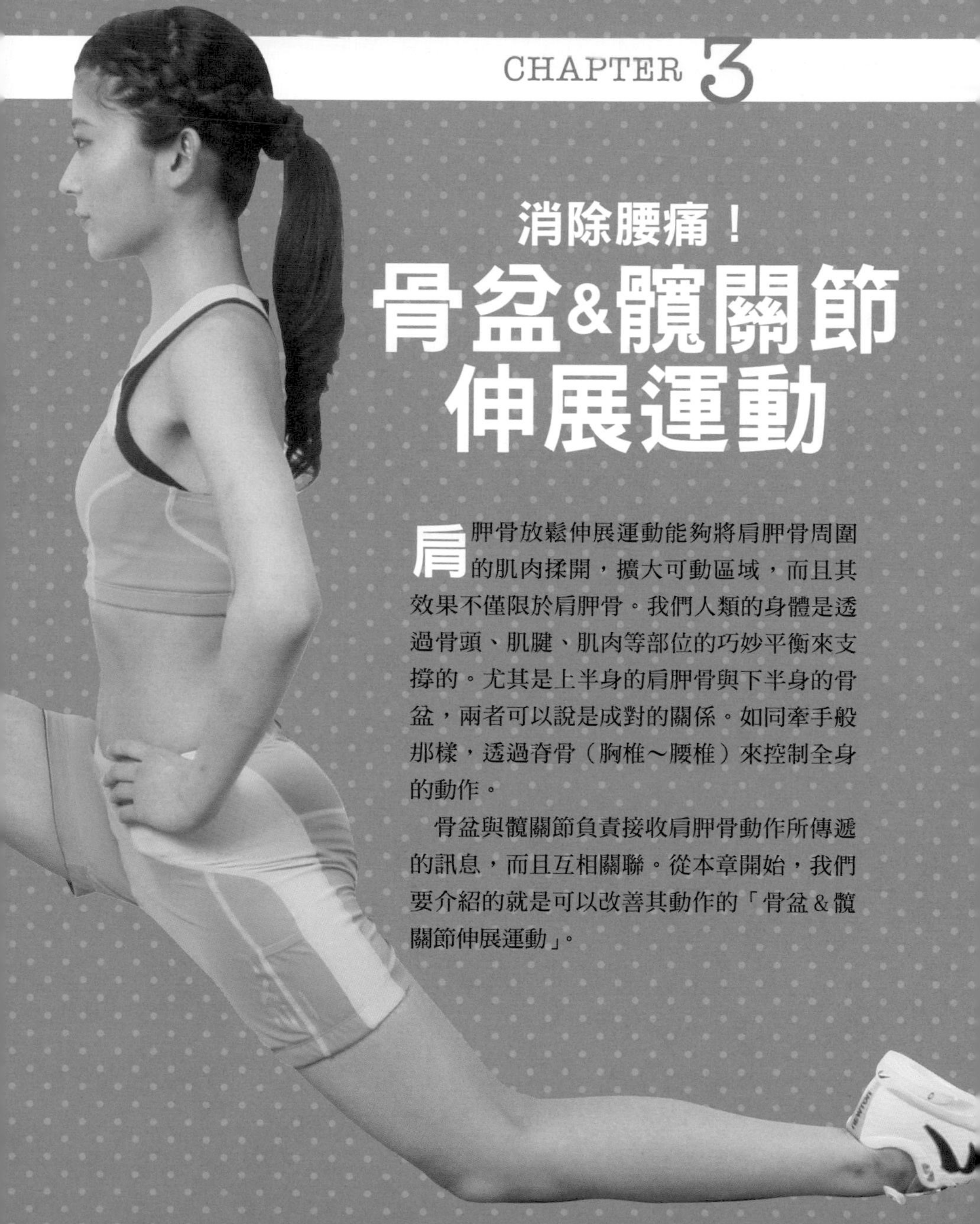

CHAPTER 3

消除腰痛！

骨盆&髖關節伸展運動

肩胛骨放鬆伸展運動能夠將肩胛骨周圍的肌肉揉開，擴大可動區域，而且其效果不僅限於肩胛骨。我們人類的身體是透過骨頭、肌腱、肌肉等部位的巧妙平衡來支撐的。尤其是上半身的肩胛骨與下半身的骨盆，兩者可以說是成對的關係。如同牽手般那樣，透過脊骨（胸椎～腰椎）來控制全身的動作。

骨盆與髖關節負責接收肩胛骨動作所傳遞的訊息，而且互相關聯。從本章開始，我們要介紹的就是可以改善其動作的「骨盆＆髖關節伸展運動」。

來檢測自己骨盆周圍的柔軟度吧！

你的骨盆有多健康呢？

到目前為止，在肩胛骨放鬆伸展運動中，我們已徹底進行了用來恢復肩胛骨柔軟度的動作。大家有發現到嗎？在這當中，有個部位在活動時，與肩胛骨是成對的。那就是位於下半身的骨盆。

只要肩胛骨回到正確位置，變得柔軟，能夠大範圍地活動，骨盆的動作也會跟著獲得改善。只要骨盆回到正確位置，恢復正確狀態的話，肩胛骨的動作也會跟著變得流暢。畢竟肩胛骨與骨盆的動作會互相聯動。

那麼，何謂骨盆的正確位置與正確動作呢？與肩胛骨一樣，為了得知我們自己平常不太會注意到的骨盆狀態，最好的方法就是接下來要介紹的骨盆柔軟度檢測。

檢測骨盆狀態的目的在於，要掌握原本必須能夠自由地前傾與後傾的骨盆已經「沉睡」了多久。

前屈動作也可以說是柔軟運動、伸展運動的代名詞。一般來說，無法流暢進行前屈動作的人，會被視為「身體很僵硬的人」。這種人會想要拚命地進行伸展運動，以伸展大腿背面、膝蓋背面的肌腱與肌肉。當然，那也很重要，說到底，骨盆靜止不動的人就只是因為這樣，就使身體變成了難以進行前屈運動的構造。

你的骨盆處於何種狀態呢？首先來檢測這個項目吧。

檢測 1

前屈運動

前屈運動可以說是最傳統的伸展運動，也是用來得知骨盆狀態的最快檢測方式。不僅要觀察前傾的程度，也要注意從側面看到的骨盆角度。

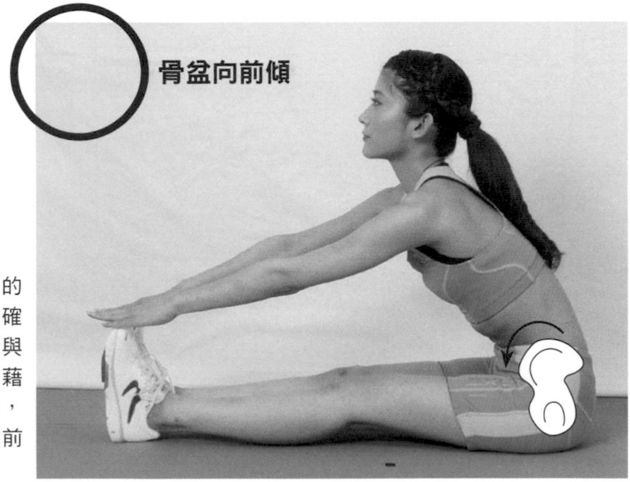

如果可以摸到腳趾的話，姑且就算是已經確保了骨盆的可動區域與最低限度的柔軟度。藉由持續進行伸展運動，就能做出更進一步的前傾姿勢。

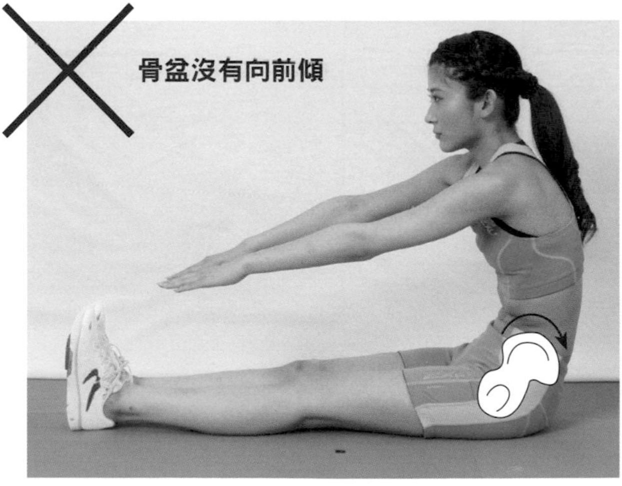

如果骨盆往後傾，而且靜止不動的話，由於上半身是坐著的，所以手和腳趾之間的距離會變遠。要是骨盆周圍的肌肉很僵硬的話，即使想要將身體前傾，也無法隨心所欲地活動骨盆。

開腳前屈運動

檢測 2

將雙腳打開，進行前屈的開腳前屈運動，是相當為人所知的伸展運動。只要能夠柔軟地活動骨盆周圍的肌肉、髖關節，就能夠讓身體緊貼在地板上。

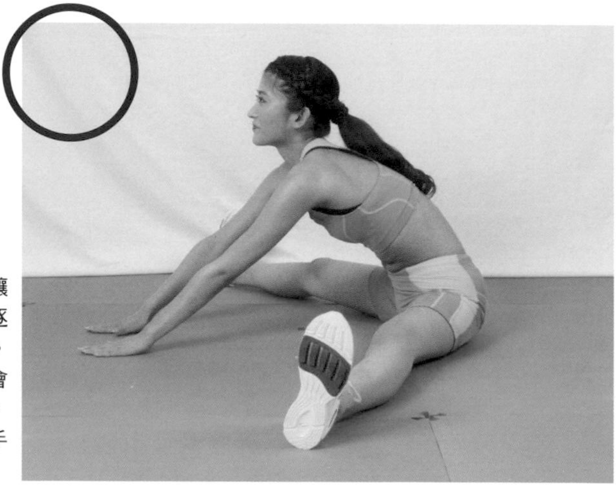

將腳打開成八字形，讓腳趾朝向外側，然後逐漸地將上半身往前傾。雖然可動區域的評價會隨著前傾程度而改變，不過一開始只要讓雙手手掌貼在地板上即可。

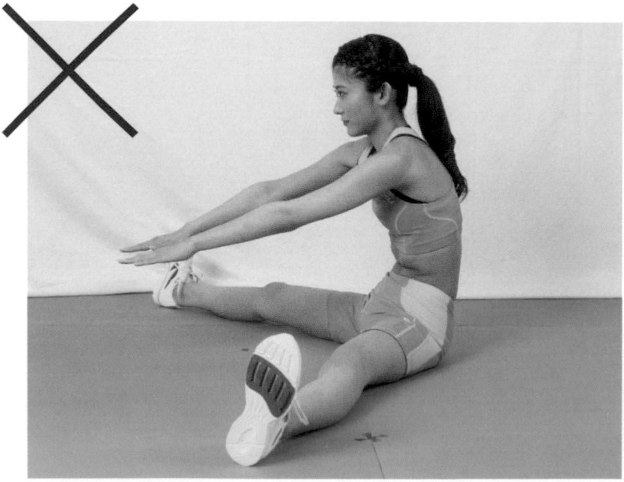

進行開腳前屈運動時，如果手碰不到地板的話，就代表肩胛骨與骨盆失去了原本的可動範圍。我們認為，因為某些原因而導致可動範圍變小，骨盆也變得僵硬。

檢測 3

俯臥抓腳

採取俯臥姿勢，用一隻手去抓同側的腳。如果用來使髖關節彎曲的髂腰肌與臀部周圍的臀大肌很僵硬的話，就無法確保骨盆的正確功能，骨盆的動作也會變差。

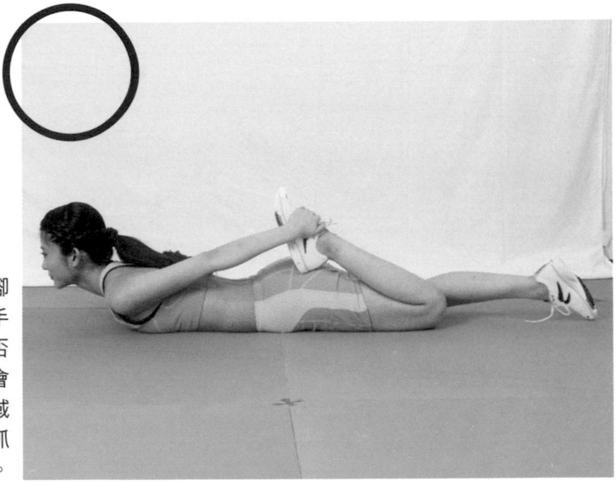

採取俯臥姿勢，將單腳彎曲，然後用同側的手去觸摸彎曲的腳。是否能夠抓到腳，這一點會成為用來判斷可動區域的測量計。如果能夠抓到腳踝的話，就更棒了。

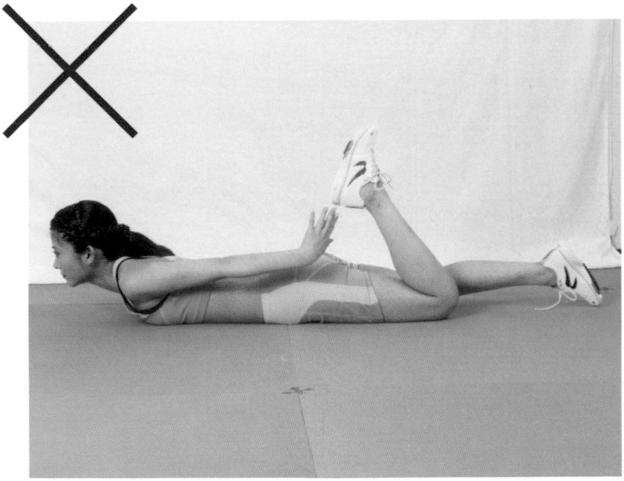

如果腳無法充分地彎曲，手也摸不到腳，這種人的骨盆動作就會很遲鈍。雖然這跟大腿與膝蓋的硬度也有關，但大多數的情況都是骨盆與髖關節靜止不動，導致腳的可動範圍很狹窄。

讓與肩胛骨聯動的骨盆&髖關節活化，使伸展運動的效果遍及全身

負責維持身體活動的兩大重點肩胛骨與骨盆的重要性

肩胛骨負責連接軀體與手臂，且與上半身的主要肌肉相連。位於身體中央的骨盆則扮演著根基的角色，負責連接上半身與下半身。肩胛骨與骨盆會互相聯動。由於肩胛骨與骨盆的周圍都聚集了許多用來活動身體的重要肌肉，所以反過來說，這些也可以說是容易使身體產生異常的部位。

肩胛骨放鬆伸展運動的目的在於，藉由把僵硬的肌肉揉開，讓肩胛骨回到正確位置，並擴大可動區域。骨盆也是一樣，藉由伸展骨盆周圍的肌肉，留意正確的活動方式，如此一來，導致身體不適的異常症狀就會獲得大幅改善。

「肩胛骨變得能夠活動後，接著就輪到骨盆伸展運動了，所以骨盆伸展運動還是留到之後再說吧。」

肩膀痠痛與上半身異常症狀較嚴重時，有些人也許會這樣想吧。不過，肩胛骨與骨盆會透過胸椎來互相聯動。在掌握「從肩胛骨朝著胸椎傳遞力量的身體動作」與「從骨盆朝著下半身傳遞力量的身體動作」時，不應該採取「局部」的觀點，而是必須採取「整體」的觀點。

為了擁有正確的美麗姿勢與自然的動作，肩胛骨與骨盆皆必須能夠在原本應有的可動範圍內流暢地活動。只伸展其中之一，使其變得柔軟，這種方法其實是在繞遠路。

同時進行「肩胛骨放鬆伸展運動」與「骨盆旋轉運動」這兩項伸展運動，可以帶來很大的加乘效果。這是因為，當肩胛骨開始活動後，身體就已經做好「擴大骨盆可動區域」的準備了。

有效擴大骨盆周圍的可動區域

用雙腳走路的人類在進行動作時，骨盆的確是重要的基礎。骨盆的狀態會對肩膀、脊骨、頸部、髖關節的狀態造成很大影響。尤其是位於肩胛骨與骨盆之間的脊骨。當脊骨的弧度出現異常時，會直接導致身體各個部位產生僵硬酸痛或疼痛等症狀。

首先，如果周圍的肌肉沒有使用，而且支撐骨盆的力量下降，就會造成「骨盆後傾」的狀態，使姿勢惡化。姿勢一旦惡化，脊骨就會變形，且變得僵硬，導致肌肉鬆弛、肌肉攣縮、血液循環不佳。再者，骨盆與肋骨的偏移會影響體內的器官，降低新陳代謝，引發肥胖、寒症等症狀。

另外，常見於女性下半身的疲倦、無力、浮腫症狀也跟骨盆的狀態有關。由於骨盆會透過肩胛骨與胸椎來獨力支撐頭部等處的上半身重量，所以如果無法在正確的位置上發揮原本的作用，就會對下半身造成很大的負擔。

本章所介紹的骨盆&髖關節伸展運動，能夠藉由改善骨盆周圍的功能來消除這種身體不適症狀。之前也說過了，想要擁有能夠正確活動的健康骨盆的話，就必須同時具備健康的肩胛骨。藉由持續伸展這兩大重要部位，就能改善姿勢，提高基礎代謝率，並打造出不易疲倦與發胖，也不會感到疼痛的身體。

01 向前伸出單腳，將身體往前傾，使骨盆傾斜

如同肩胛骨連接了軀體和手臂那樣，骨盆也連接了軀體和腳。走路時，髖關節會活動，而且骨盆也會同時活動。在骨盆&髖關節伸展運動中，請從掌握「活動骨盆的感覺」做起吧。

正面

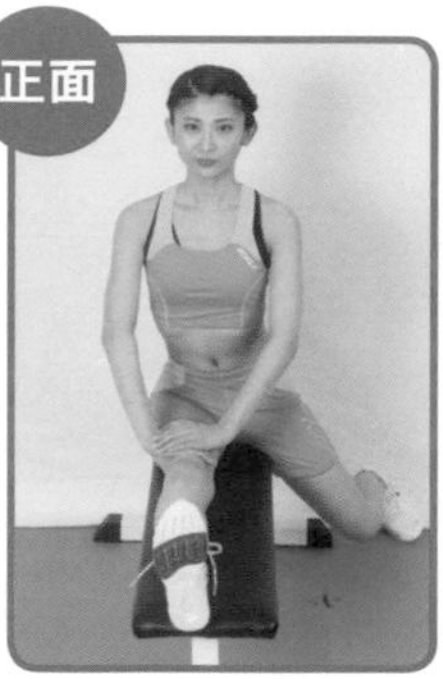

一邊坐著放鬆，一邊伸展背肌。身體、臉部、視線朝向正面，雙手放在大腿上。

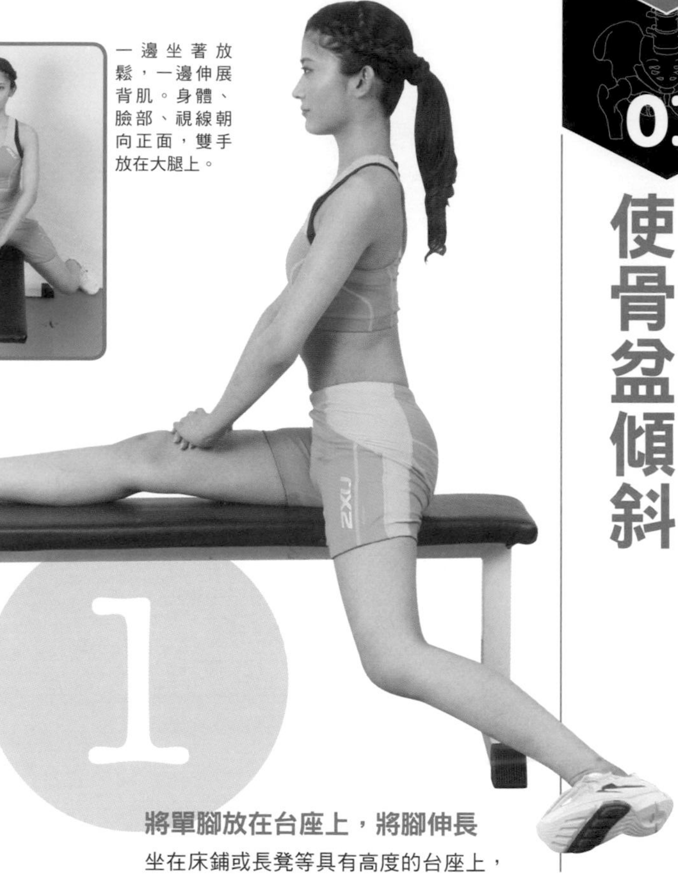

1

將單腳放在台座上，將腳伸長

坐在床鋪或長凳等具有高度的台座上，將其中一腳從台座上放下來，並往後拉。將放在台座上的腳筆直地伸長，膝蓋也盡量不要彎曲。

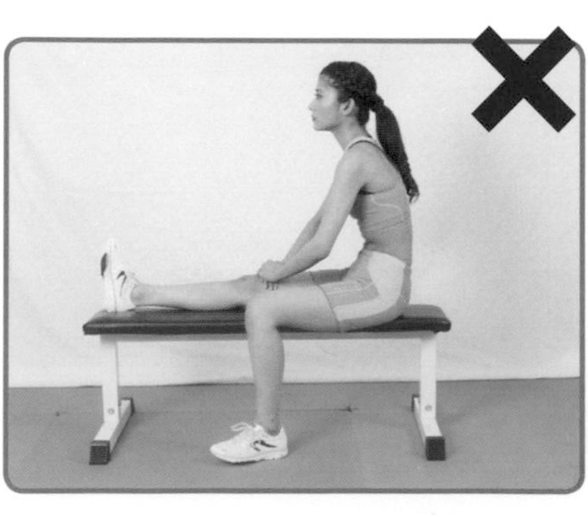

如果駝背或是讓從台座上放下來的腳位於前方的話，就無法掌握「活動骨盆的感覺」。正確的姿勢為，背部挺直，將腳拉向後方。

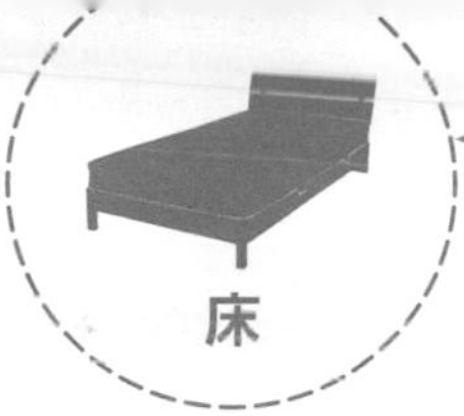

Use items
使用這個吧！

不要將放在大腿上的手往下壓，而是輕輕地放著。進行訓練時，要依序地交換左右雙腳。

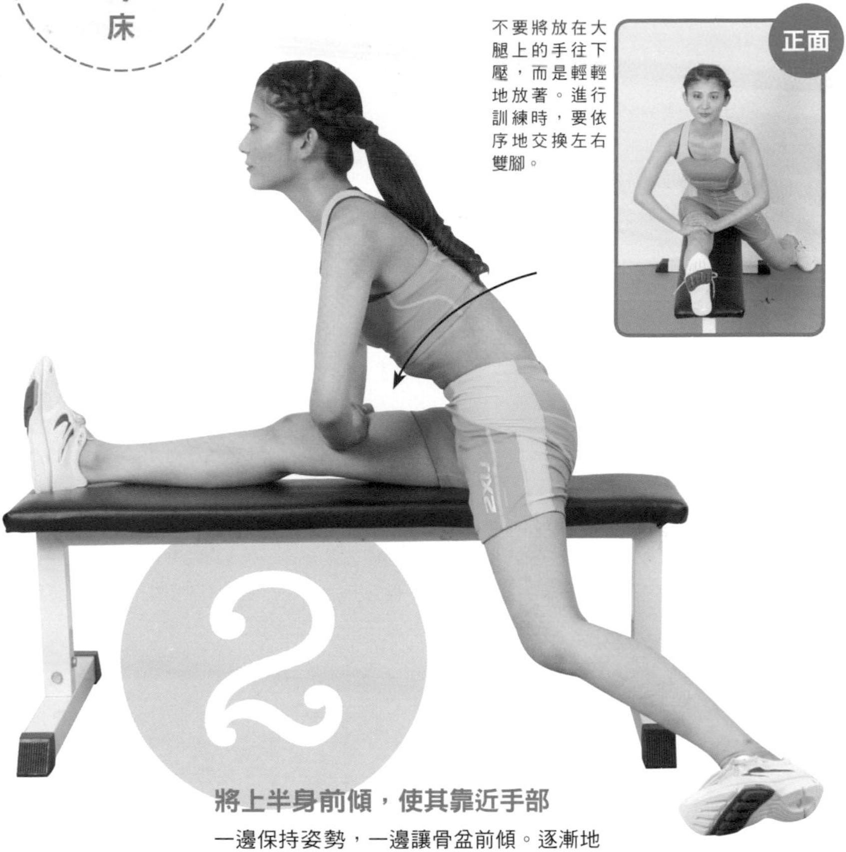

將上半身前傾，使其靠近手部

一邊保持姿勢，一邊讓骨盆前傾。逐漸地將上半身前傾，讓肚臍靠近放在大腿上的雙手。完成此動作後，就抬起上半身，反覆進行1→2的動作。

此運動的重點

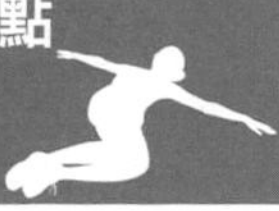

透過肚臍來引導上半身，確認骨盆往前傾的動作。

02 向前伸出單腳，將腳彎曲，使膝蓋打開，將身體往前傾

伸展臀部的肌肉、臀大肌，讓骨盆的位置恢復原狀。當骨盆周圍的肌肉很僵硬時，骨盆本身就會被肌肉拉住而往後傾，變得歪斜。讓肌肉變得柔軟，並調整骨盆的狀態吧。

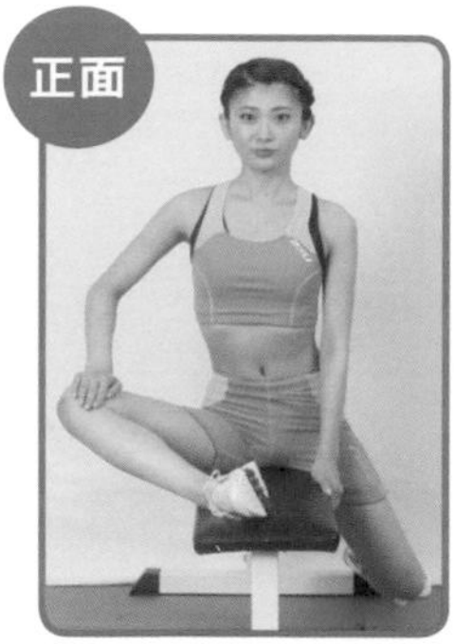

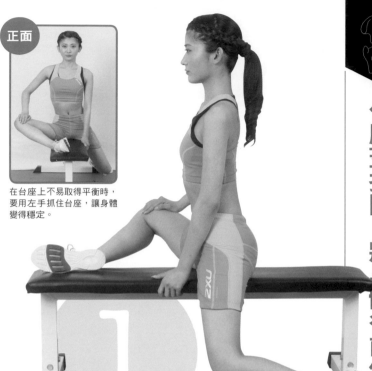

在台座上不易取得平衡時，要用左手抓住台座，讓身體變得穩定。

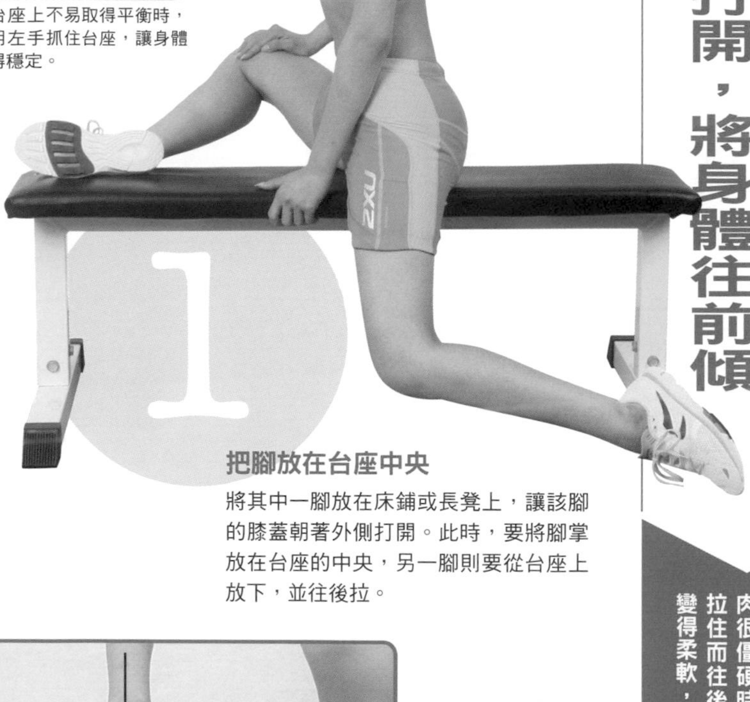

把腳放在台座中央

將其中一腳放在床鋪或長凳上，讓該腳的膝蓋朝著外側打開。此時，要將腳掌放在台座的中央，另一腳則要從台座上放下，並往後拉。

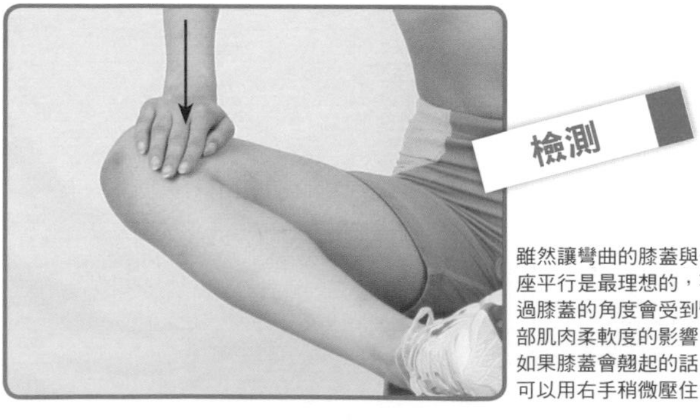

雖然讓彎曲的膝蓋與台座平行是最理想的，不過膝蓋的角度會受到臀部肌肉柔軟度的影響。如果膝蓋會翹起的話，可以用右手稍微壓住。

Use items
使用這個吧！

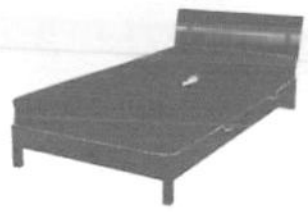

床

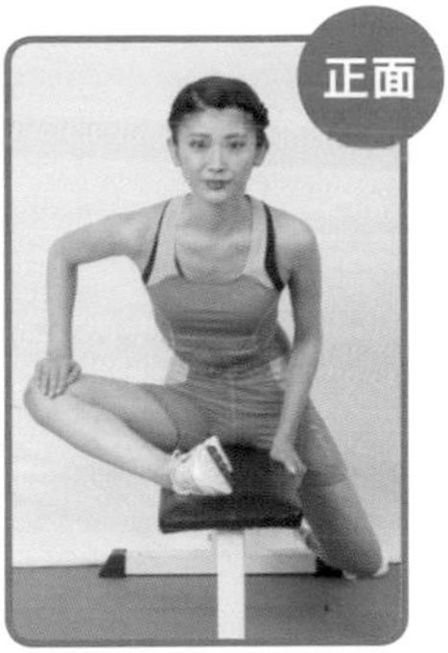

透過上半身的重量來伸展臀部肌肉。盡量不要施加多餘力量，右手終究只是輕輕地放著。

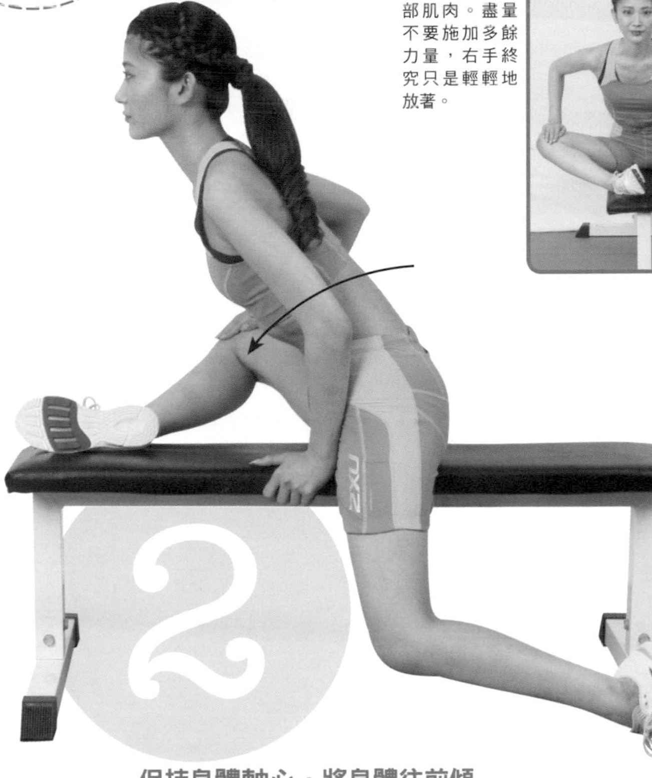

保持身體軸心，將身體往前傾

一邊彎曲膝蓋，一邊將身體往前傾。手放在從台座上垂下的腳的前方，使身體穩定。向前傾時，要特別注意，不要讓身體的軸心左右搖晃。

此運動的重點

為了避免朝向外側打開的膝蓋翹起，要用手壓住，藉此來伸展臀部。

使用這個吧！

椅子

骨盆篇

03

將腳翹起，使腳與地板平行

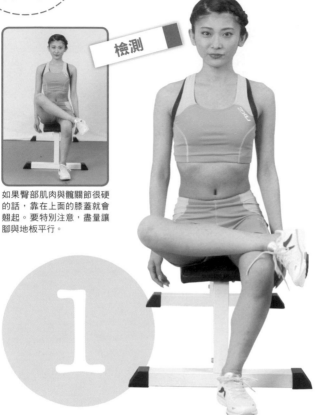

即使只是坐在椅子上翹起腳來，只要改變想法的話，就能伸展臀部的肌肉。能夠伸展的部位與88～89頁的前屈運動一樣，由於能夠採取自然的姿勢，所以這項伸展運動也能輕易地在辦公室內進行。

檢測

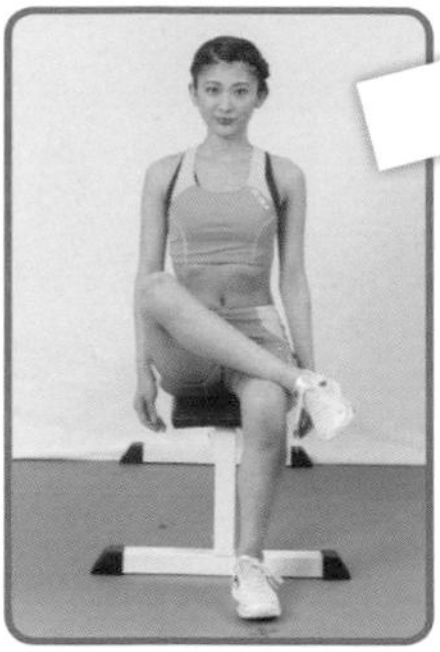

如果臀部肌肉與髖關節很硬的話，靠在上面的膝蓋就會翹起。要特別注意，盡量讓腳與地板平行。

1

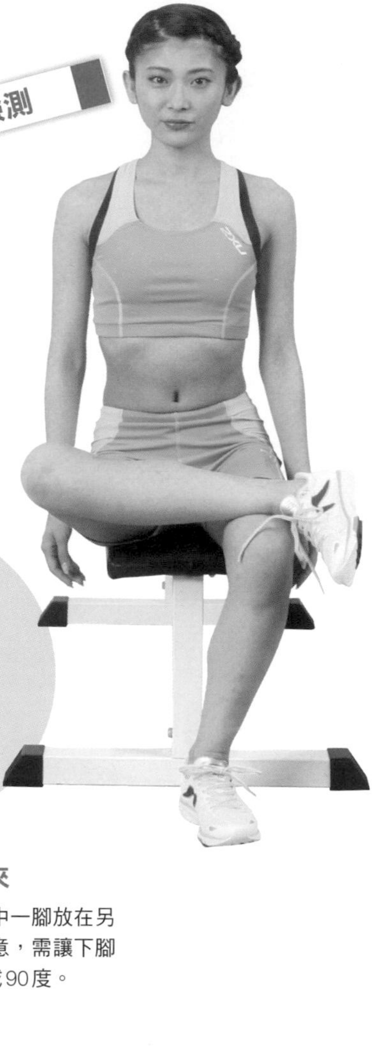

坐在椅子上，翹起腳來

淺淺地坐在椅子上，把其中一腳放在另一腳的膝蓋上。要特別注意，需讓下腳的膝蓋與上腳的腳踝交叉成90度。

此運動的重點

讓雙腳交叉成90度，使上腳與地板平行。

骨盆周圍變硬所造成的不良影響

肌肉收縮，變得僵硬，可動範圍也跟著變小，形成惡性循環

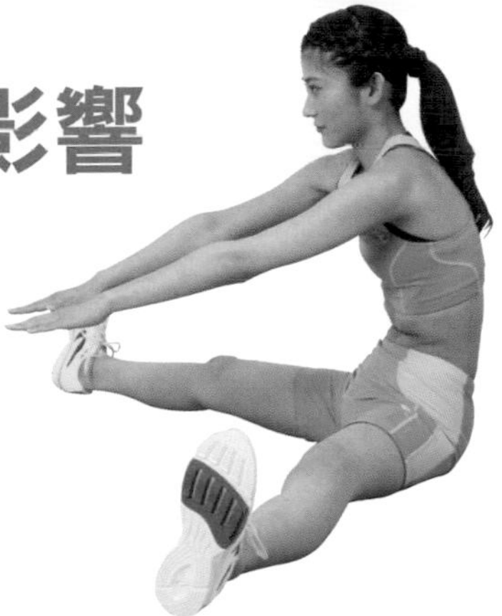

透過骨盆周圍的柔軟度檢測（P82），我們發現不擅長前屈運動的人，其骨盆大多處於後傾……也就是「躺在」後方的狀態。當骨盆沒有保持原本角度，而是經常往後傾斜時，與骨盆聯動的大腿和小腿肚子的肌肉就會發生過度伸展、收縮等失衡情況。

這種失衡情況會導致大腿和小腿肚子的肌肉逐漸變得僵硬，失去彈性。就結果來說，骨盆與這些收縮的僵硬肌肉會互相拉扯，對腳部關節與腰部造成影響，引發膝蓋痛、腰痛等症狀，形成惡性循環。骨盆的異常與全身的異常有關，而且也會對走路、坐下、躺下等簡單的日常動作產生不良影響。

大腿與小腿肚子這類大型肌肉平常會扮演促進血液流動的幫浦角色，但如果這些肌肉沒有被使用，就會退化，對全身的代謝產生影響，使身體成為不易瘦下來的易胖體質。另外，沒有被使用的肌肉會使該處的血管變得狹窄，導致廢物停留在血管內，沒有被清除，而且也會導致腰痛或肩膀痠痛。

再者，透過肌肉來支撐的臀部會下垂，腹部則會向前凸出。藉由讓後傾的骨盆回到原本的位置，使關節能正常運作，保持肌肉的柔軟度，應該就能消除大部分的症狀吧。

骨盆&髖關節伸展運動能夠將骨盆周圍的僵硬痠痛肌肉鬆開，恢復肌肉的柔軟度。進行這些伸展運動時，不能只注意骨盆，最好也要注意與該處相連的其他部位的肌肉。

04 坐著翹起腳，將上半身往前傾

此伸展運動採取90頁的姿勢，並將上半身往前傾。由於基本姿勢相同，所以只要有椅子，在任何地方都能進行。即使只是在事務工作的休息時間刻意地進行訓練，也能成為有效的腰痛對策。

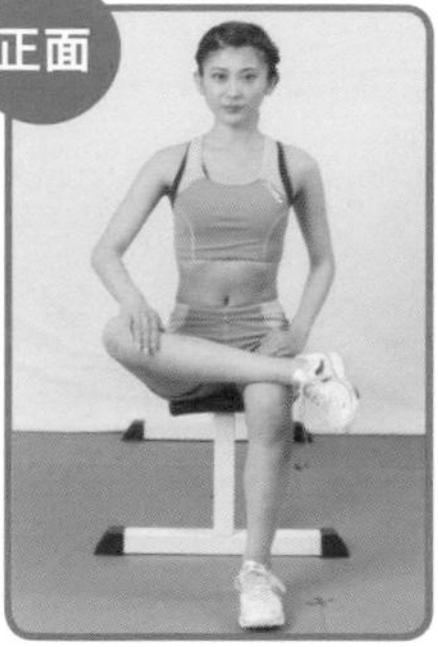

正面

一開始採取跟90頁的訓練菜單相同的姿勢。右手放在上腳的膝蓋上，左手放在輕鬆的位置。

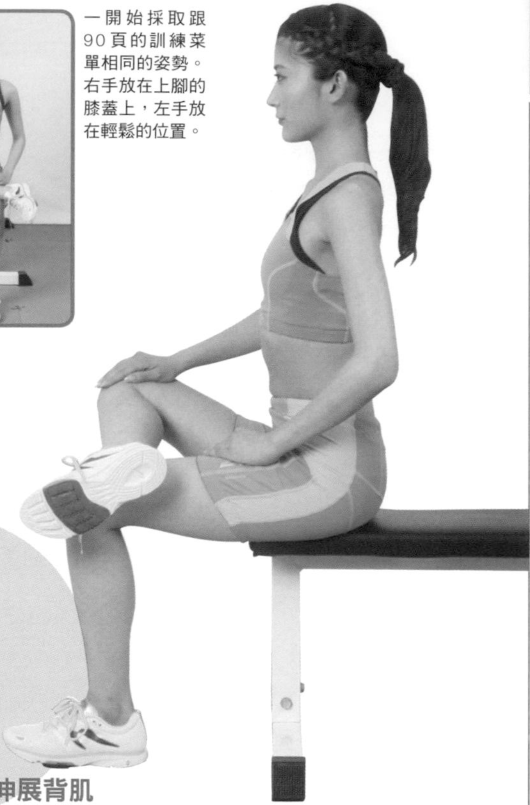

1 將腳交叉，伸展背肌

淺淺地坐在椅子上，將腳交叉，讓上腳與地板平行。到這邊為止，姿勢都一樣。要注意的部分為，伸展背肌，以及避免上腳的臀部懸空。

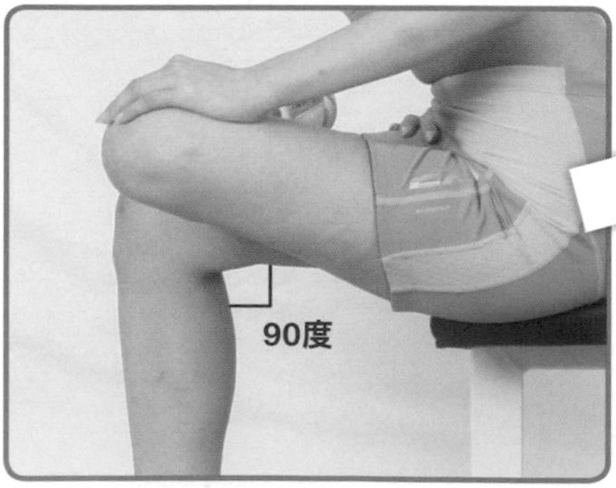

檢測

當上腳的膝蓋翹起時，可以稍微用手壓一下，但請不要勉強地用力往下壓。也不要讓下腳往前伸，而是要讓膝蓋保持直角。

Use items
使用這個吧！

椅子

不要讓臀部從椅子上翹起。藉由固定身體的其他部位，來有效地伸展臀部的肌肉。

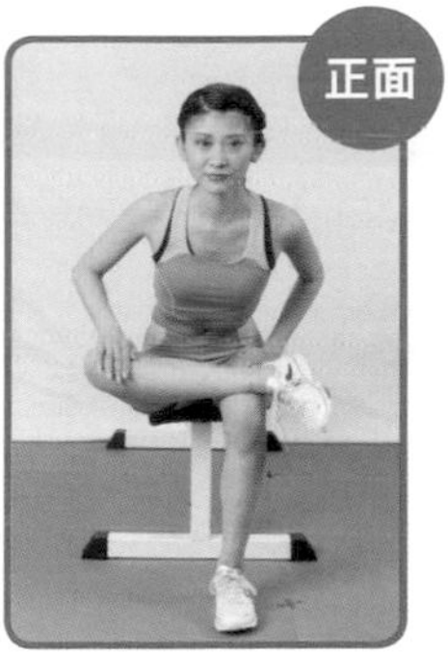

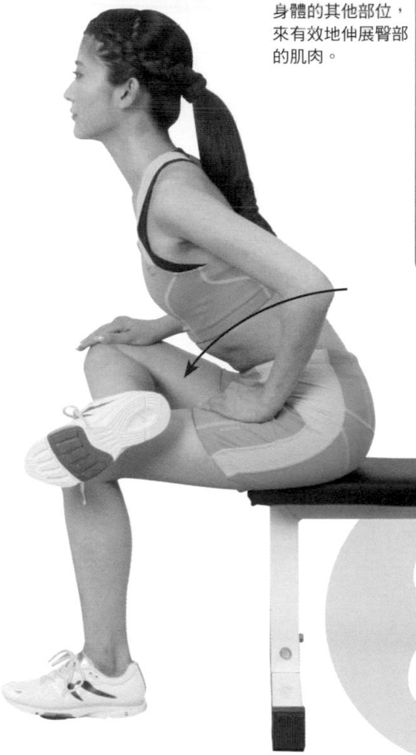

2

一邊交叉著雙腳，一邊向前傾

採取1的姿勢，向前傾，伸展臀部肌肉。即使上半身向前傾，下半身依然不動。讓身體面向正前方，朝著正前方傾斜。此動作的概念為，終究只是要透過自己的體重來伸展臀部的肌肉。

此運動的重點

一邊將臀部固定在椅子上，一邊使用自己的體重來讓上半身逐漸往前傾。

05

宛如朝內側推擠般地，

讓雙腳的膝蓋前端互相靠近

此伸展運動能夠很有效地改善打開著的歪斜骨盆。為了有效率地矯正骨盆的歪斜情況，不僅要調整骨盆周圍，也必須調整臀部與大腿的肌肉。

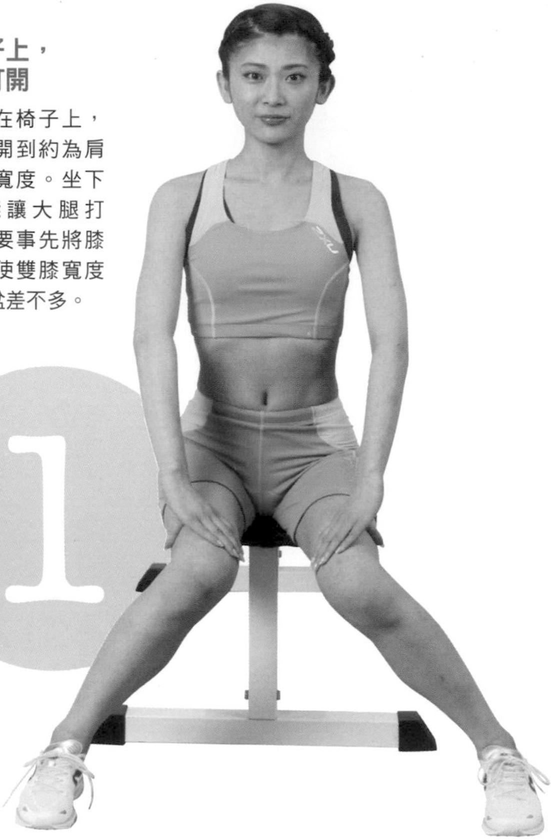

1

坐在椅子上，將雙腳打開

淺淺地坐在椅子上，將雙腳打開到約為肩寬兩倍的寬度。坐下時，不能讓大腿打開，而是要事先將膝蓋關上，使雙膝寬度變得與骨盆差不多。

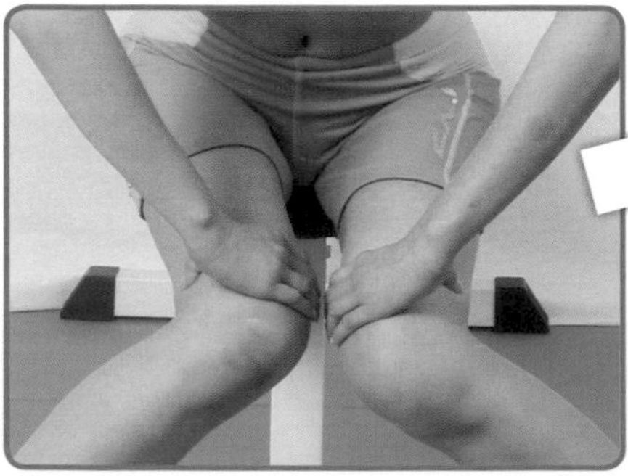

檢測

讓膝蓋互相靠近時，並不是要透過臂力來往內壓，而是要透過肩胛骨來將上半身的力量傳遞給手臂、手掌。依照這樣的概念來逐漸施力。

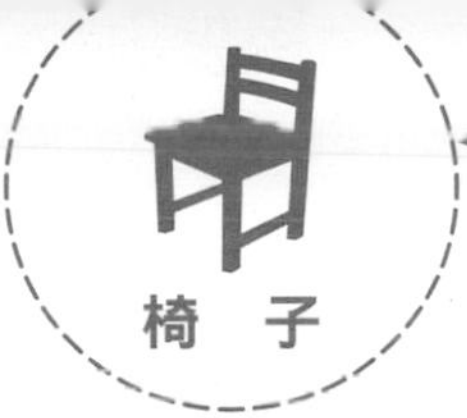

Use items
使用這個吧！

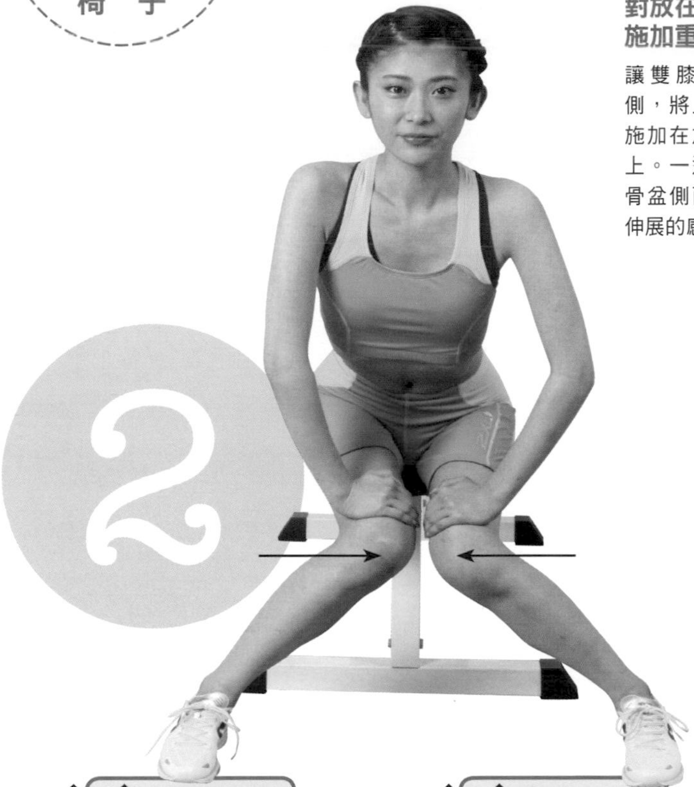

對放在膝蓋上的手施加重量

讓雙膝逐漸靠向內側，將上半身的體重施加在放在膝蓋的手上。一邊做一邊感受骨盆側面的肌肉受到伸展的感覺。

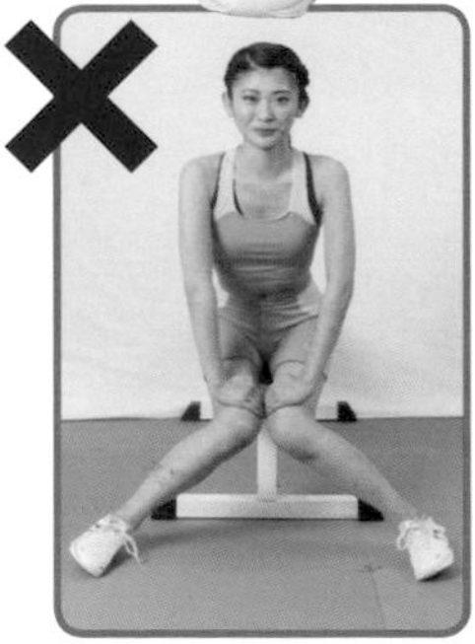

推擠膝蓋時，腳掌離地。這樣也會分散力量，無法產生效果，所以不行。

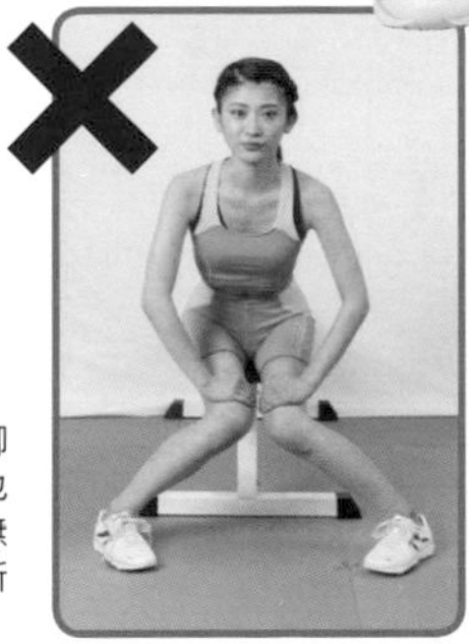

腳尖朝向內側。這樣的話，就無法正確地施加體重，所以進行訓練時，要讓腳尖朝向正面。

此運動的重點

施加重量時，要確實地讓腳掌接觸地面。

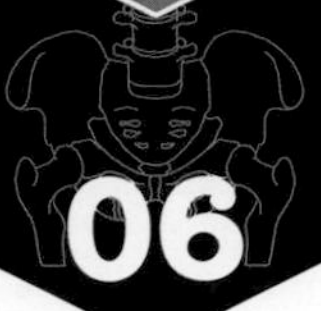

坐在地板上，讓單腳彎向外側，然後將身體往前傾

與張開腳的狀態相反，要採取將雙腳併攏的姿勢，藉此來伸展骨盆與髖關節。只要透過讓骨盆「站起來」的概念來進行，效果就會很好。透過骨盆周圍來伸展臀部、大腿的肌肉，改善身體狀態。左右兩邊都要均衡地伸展。

1

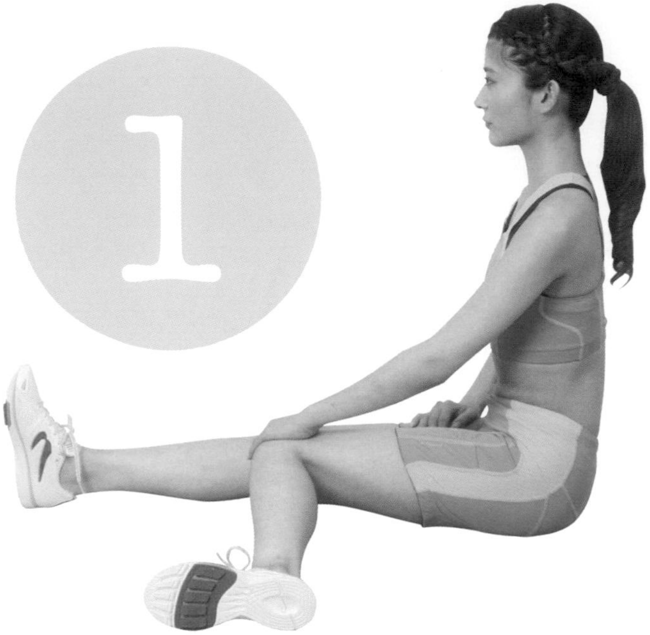

坐下來，只將單腳彎曲

一開始採取將腳伸長的姿勢，然後將其中一腳彎曲。讓該腳的腳掌朝向外側，膝蓋則要彎成90度。事先把背肌伸直。

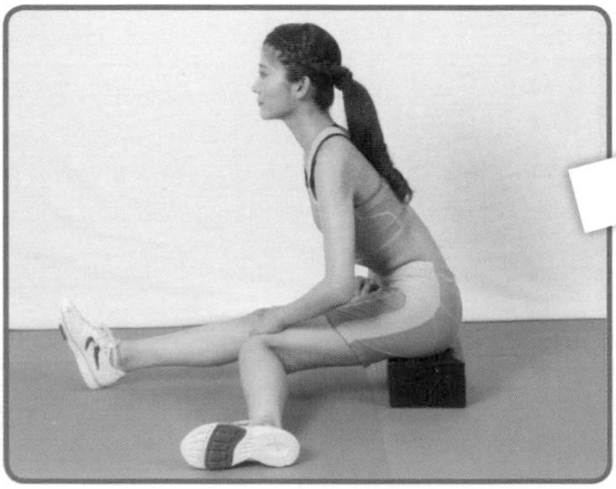

檢測

有出現「髖關節或臀部的肌肉抽筋、腳掌疼痛、臀部懸空」等情況的人，只要在臀部下方擺一個略硬的坐墊等物，這項訓練做起來就會比較容易。

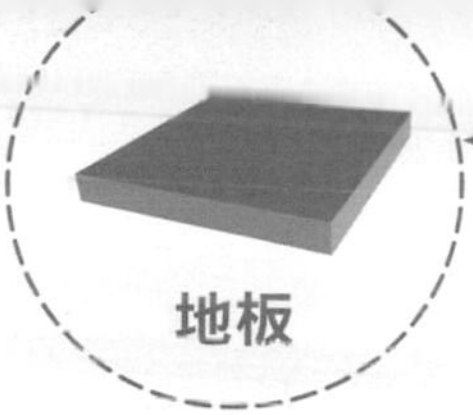

Use items
使用這個吧！

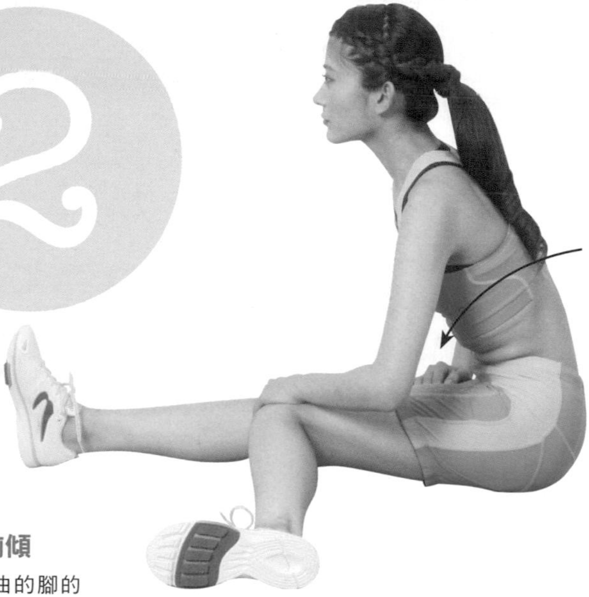

壓住膝蓋，將身體往前傾

將手放在彎曲的腳的膝蓋上，一邊向前傾，一邊逐漸地把體重施加在該手上。讓上半身向前傾時，要一邊把背部伸直，一邊透過肚臍來引導。

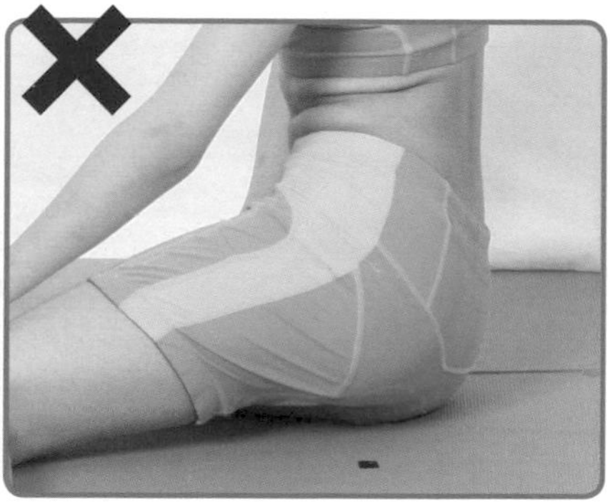

讓臀部確實地接觸地面。如果臀部因為受到彎曲的膝蓋拉扯而形成懸空狀態的話，就無法正確地獲得效果。不易進行前傾動作的人，請參考右頁的「檢測」來進行調整吧。

此運動的重點

向前傾時，要把背部伸直，以避免臀部懸空。

07 坐著將雙腳打開，讓上半身在雙膝之間往前傾

各種肌肉在骨盆與髖關節周圍交錯。當肌肉互相聯動時，只要其中一邊進行伸展，另一邊就會收縮，藉此來取得平衡。重點在於，即使同樣都是張開雙腳的姿勢，只要改變上半身的姿勢，就能透過不同的角度來給予刺激。

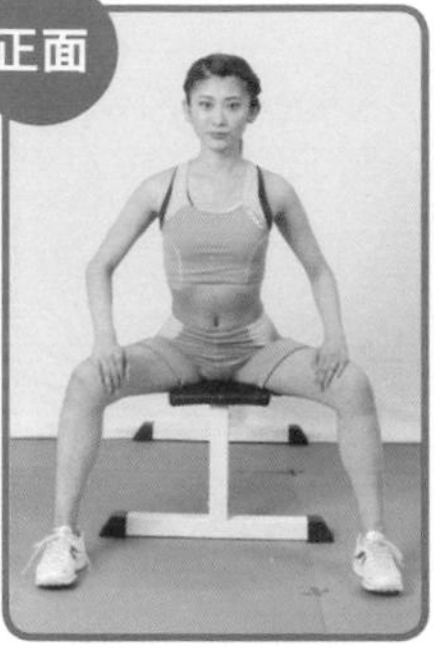

正面

確實地張開雙腳，保持正確姿勢。不要用力，讓放在膝蓋上的雙手自然地往前突出。

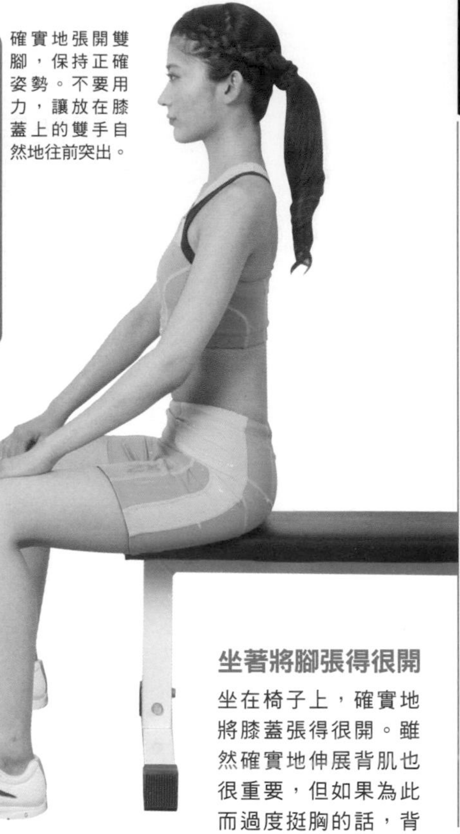

1

坐著將腳張得很開

坐在椅子上，確實地將膝蓋張得很開。雖然確實地伸展背肌也很重要，但如果為此而過度挺胸的話，背部就會形成彎曲狀態，所以要特別注意。

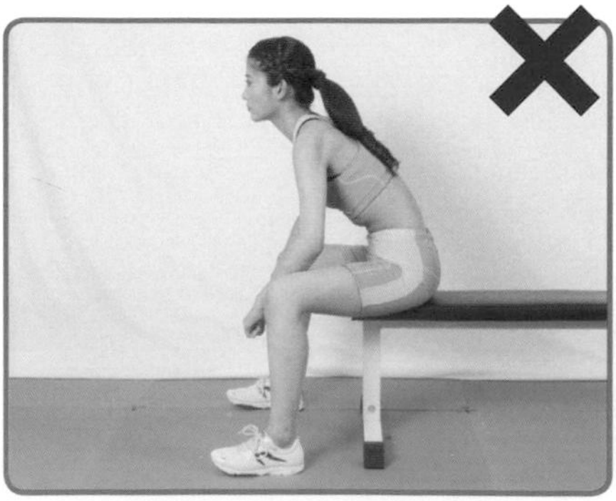

在駝背的狀態下，即使讓身體向前傾，也無法將力量傳遞給想要伸展的部位。為了提高伸展運動的效果，重點在於，進行訓練時，不要彎曲背部，而是要採取正確的姿勢。

椅子

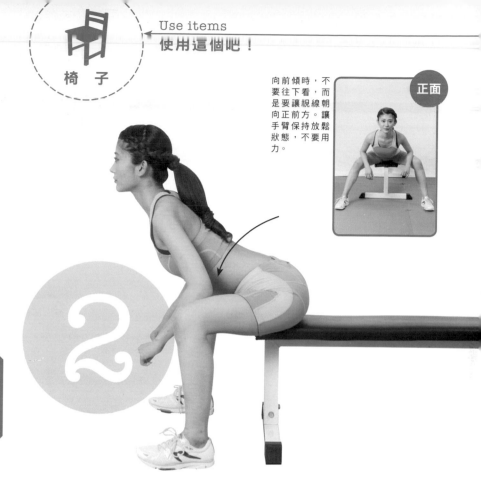

Use items
使用這個吧！

向前傾時，不要往下看，而是要讓視線朝向正前方。讓手臂保持放鬆狀態，不要用力。

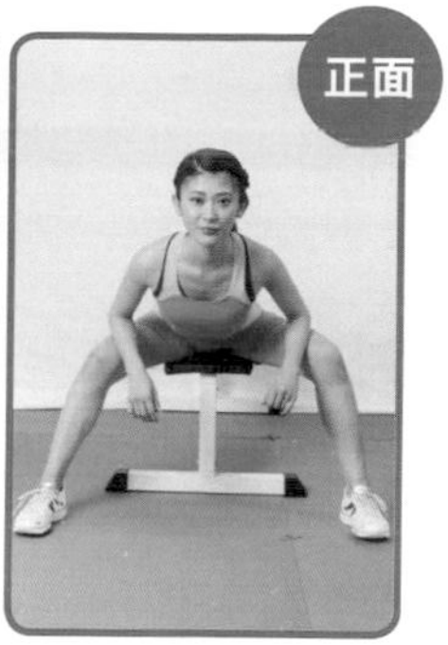

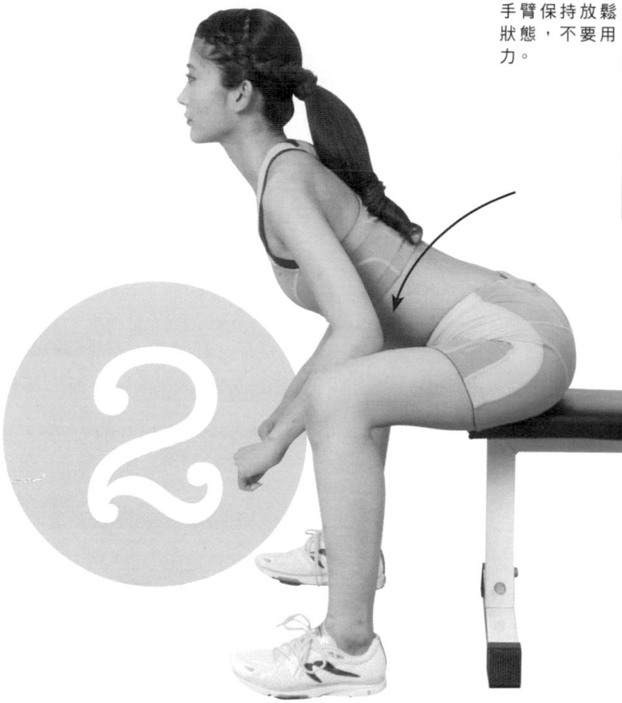

讓上半身向前傾

讓上半身向前傾，使身體落在雙膝之間。讓身體前傾時，手臂要沿著大腿內側往下移動，使手肘碰到大腿。確實地透過骨盆來使身體傾斜，連臀部與大腿的肌肉也要伸展。

此運動的重點

向前傾時，要採取正確的姿勢，以避免使用手臂來支撐身體。

08 坐在地板上，把雙腳張得很開，讓身體向前傾

在張開腳的狀態下所進行的前屈運動，是平時經常會使用到的傳統伸展運動。不過，在本章節中，此運動的概念與其說是「讓身體向前傾」，倒不如說是「讓骨盆朝著斜前方凸出」。藉此，能夠伸展與放鬆的部位也會改變。

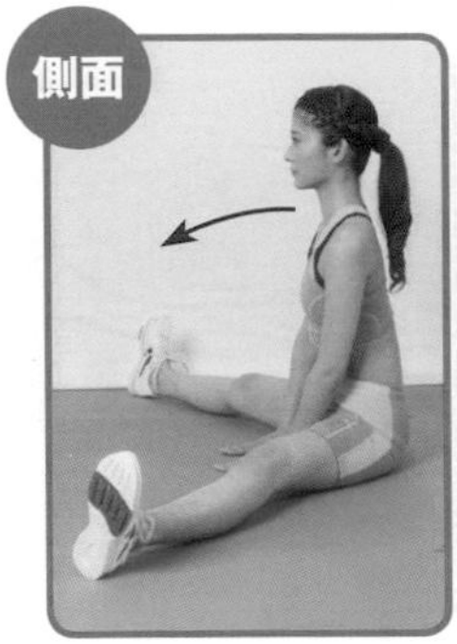

在雙腳的張開角度方面，一開始不用勉強張得太開。只要骨盆能夠活動，雙腳自然就會張得很開。

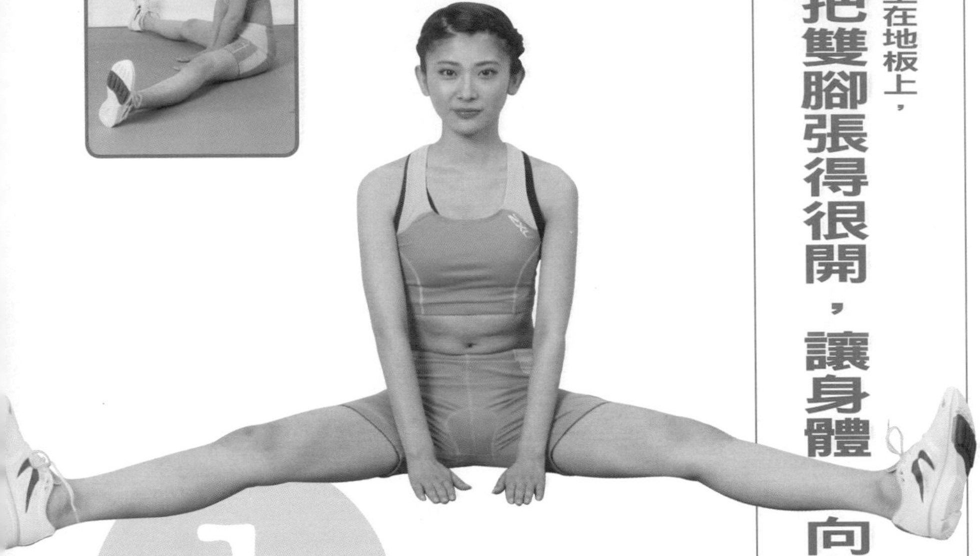

1 坐在地上，把雙腳張開

雖然一開始，要像照片中那樣，坐著把雙腳張得很開，是很難的事，但還是要盡量地張開雙腳。此時，要注意的是，不要讓背部與腰部呈現弧形。

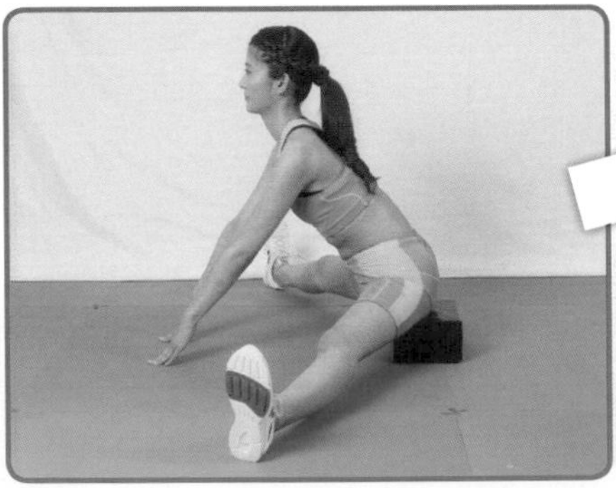

檢測

難以做出張開雙腳的姿勢時，可以透過略硬的坐墊等物來提昇座位高度，協助訓練。只要提高臀部的位置，產生一個斜度，就能伸展腰部，輕鬆地讓身體向前傾。

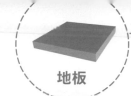

地板

Use items
使用這個吧！

不能像以往的伸展運動那樣，使勁地將指尖伸長，而是要從骨盆開始動。

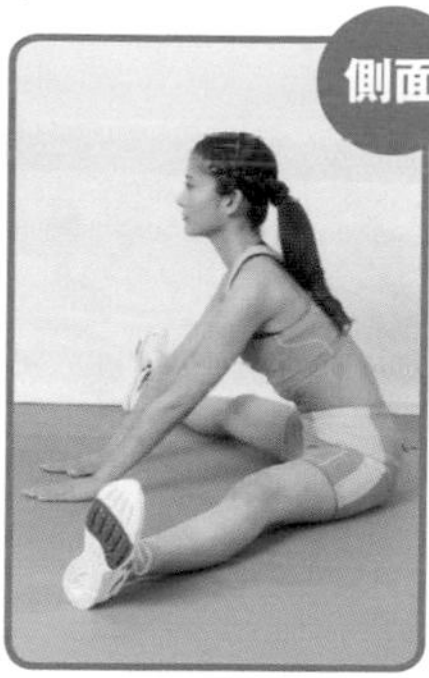

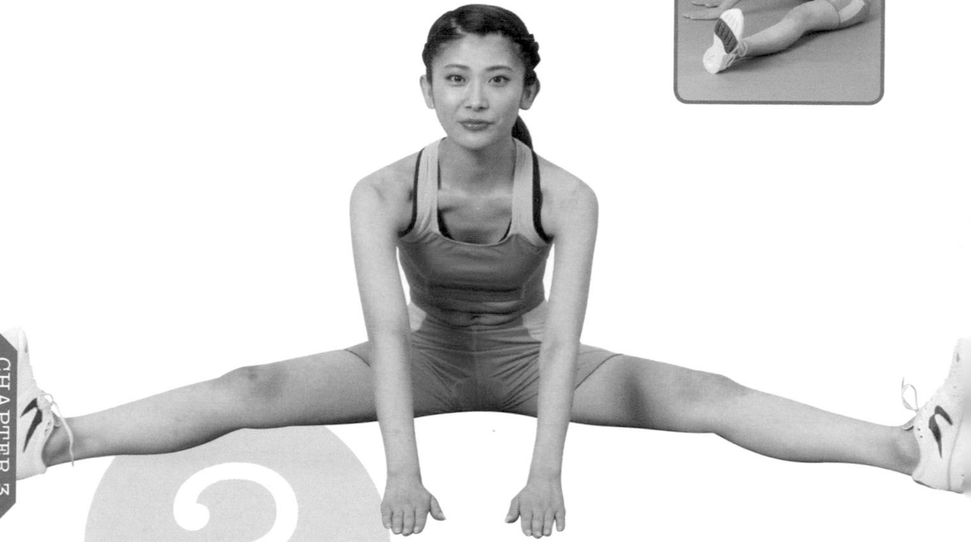

2

向前傾時，要注意腰部的上側

在張開雙腳的狀態下向前傾。要確實採取「從腰部的上側、骨盆開始活動，使身體向前傾」這種概念。身體向前傾後，就恢復原木姿勢，反覆進行這套動作。

此運動的重點

一邊讓骨盆筆直地立著，一邊將腰部往前推。

09

將臀部往後拉

用手撐住地板，讓雙膝朝外側打開，

將跨下大大地打開，伸展髖關節周圍部位。打開胯下這個動作會讓人聯想到相撲的「劈腿」動作，但此訓練的目的並不是要打開雙腳，而是要提高骨盆與髖關節的相連部位的柔軟度。確實地刺激髖關節的肌肉吧。

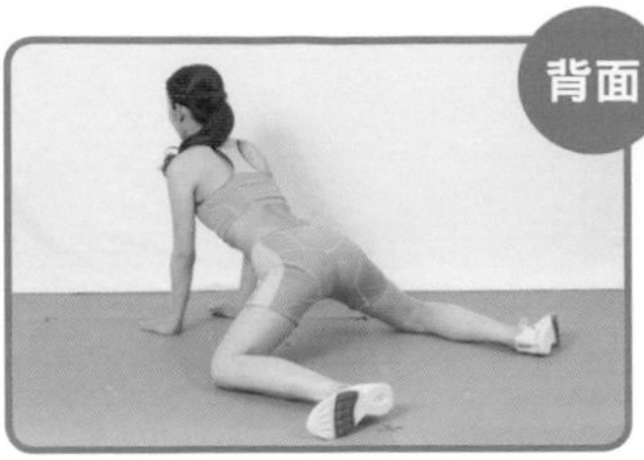

從斜後方觀看開始活動時的姿勢。進行訓練時，要採取「讓肩胛骨、背部、腰部連成一直線」的姿勢。

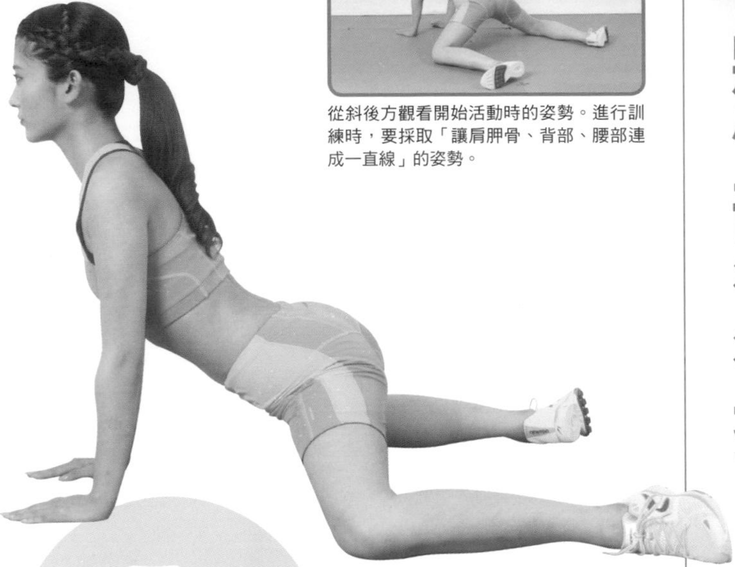

1

用手撐住地板，讓雙膝朝外側打開

形成雙手撐地與雙膝跪地的姿勢。雙手的寬度與肩寬差不多，雙腳則要張得較開一點，然後抬起上半身。腳要擺成橫的，讓腳掌朝向外側。

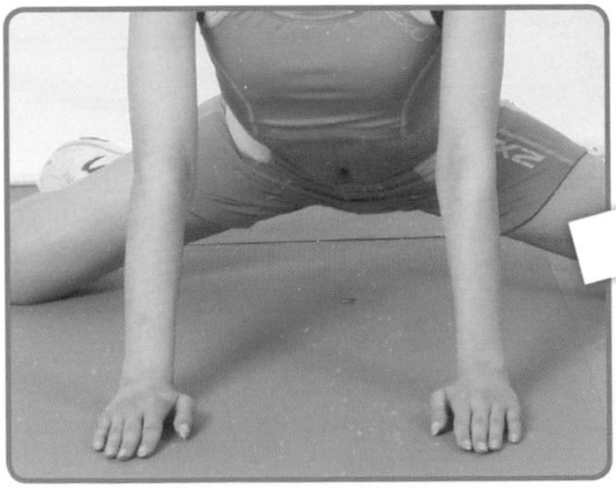

檢測

撐在地板上的雙手寬度與肩寬差不多，或是再稍微寬一點。如果太寬的話，就會破壞身體姿勢，使身體變得不易活動。

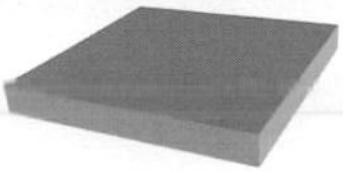

Use items

使用這個吧！

地板

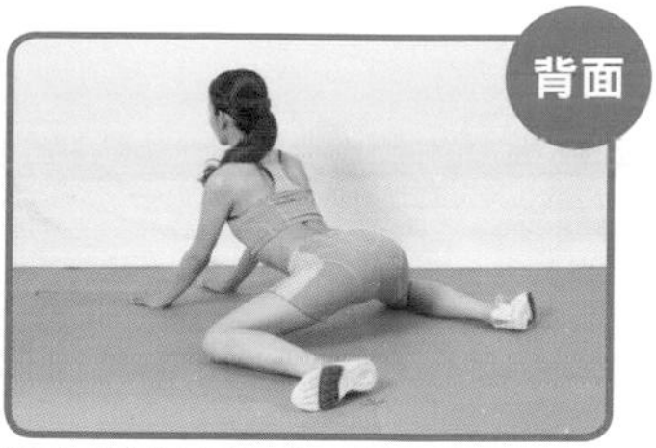

透過「前後挪動骨盆」的概念來反覆做出1與2的姿勢。不要用手施加反作用力，雙腳也不要用力。

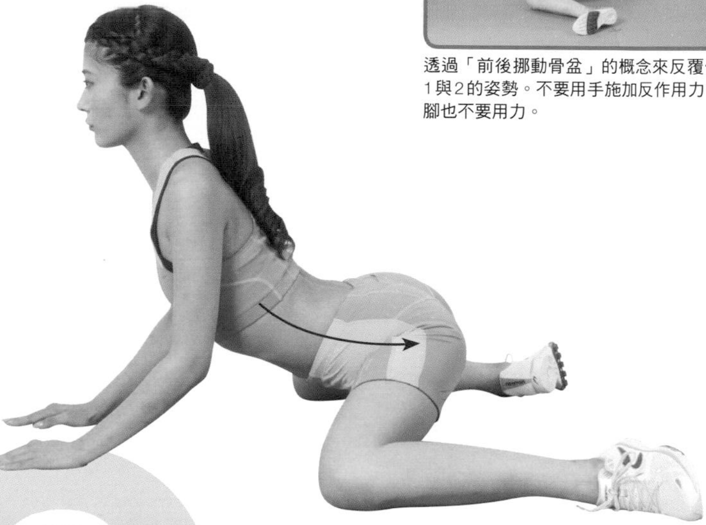

2 將骨盆往後拉

採取1的姿勢，然後將骨盆往後拉。與其說是讓身體往後移動，倒不如說是改變骨盆的角度，使其立起來。透過這樣的概念來將腰部與臀部的位置往後移。背部即使有點彎曲也沒關係。

此運動的重點

此訓練菜單的概念為，不要使用手臂的力量來改變骨盆的角度。

10

將單腳放在台座上，然後讓身體往側面傾斜

在日常生活中，我們會進行許多前後地彎曲、伸展髖關節的動作，像是走路、坐下等。相較之下，橫向的動作就不怎麼多。在此訓練菜單中，會透過橫向的動作來伸展肌肉，提昇柔軟度。

1

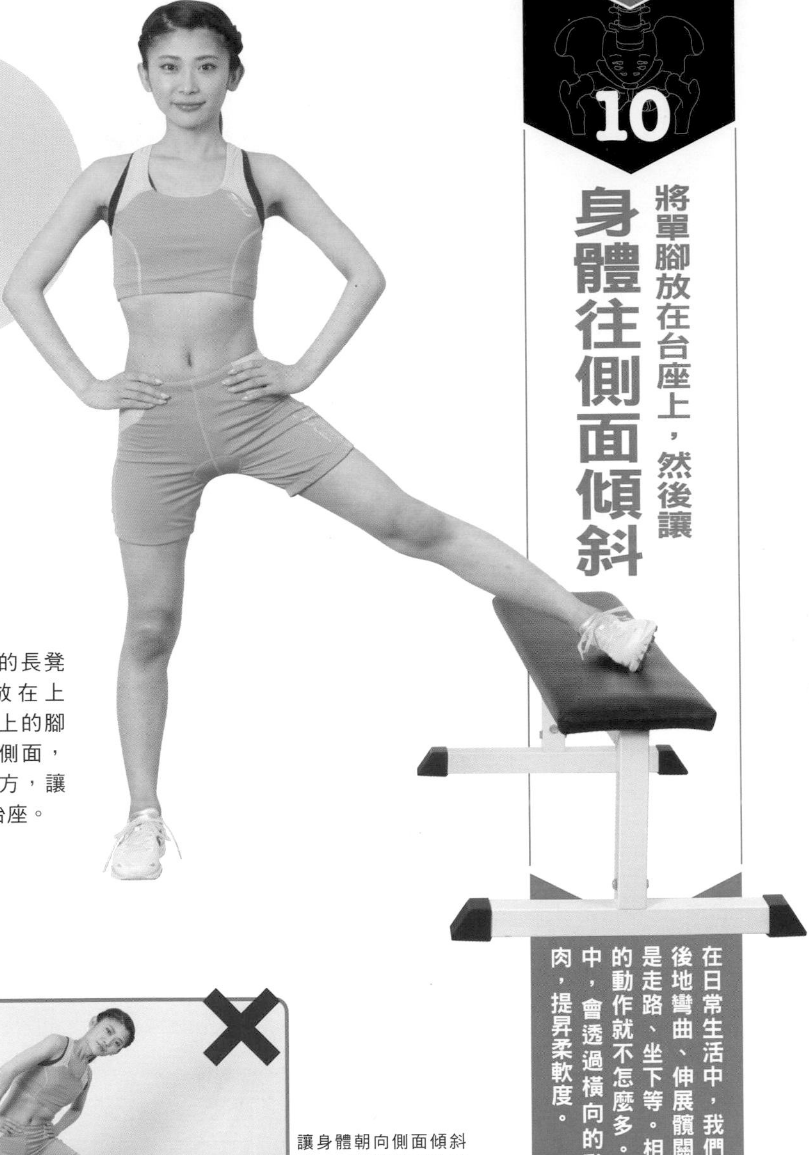

將單腳放在長凳上

準備一張略低的長凳等物，將腳放在上面。放在台座上的腳位於身體的正側面，腳尖朝向正前方，讓腳心附近接觸台座。

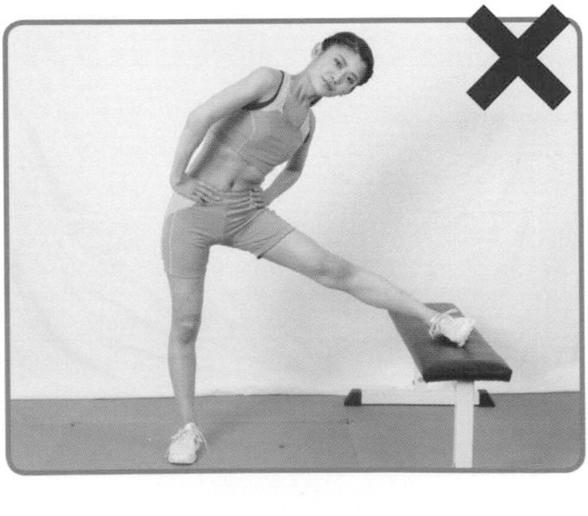

讓身體朝向側面傾斜時，如果身體的軸心歪掉，變成斜的，就無法讓想要進行伸展的部位產生伸展效果。一邊讓臉部與肩膀朝向正前方，一邊以骨盆為軸心，讓身體往側面傾斜。

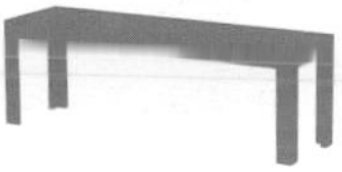

長凳

Use items

使用這個吧！

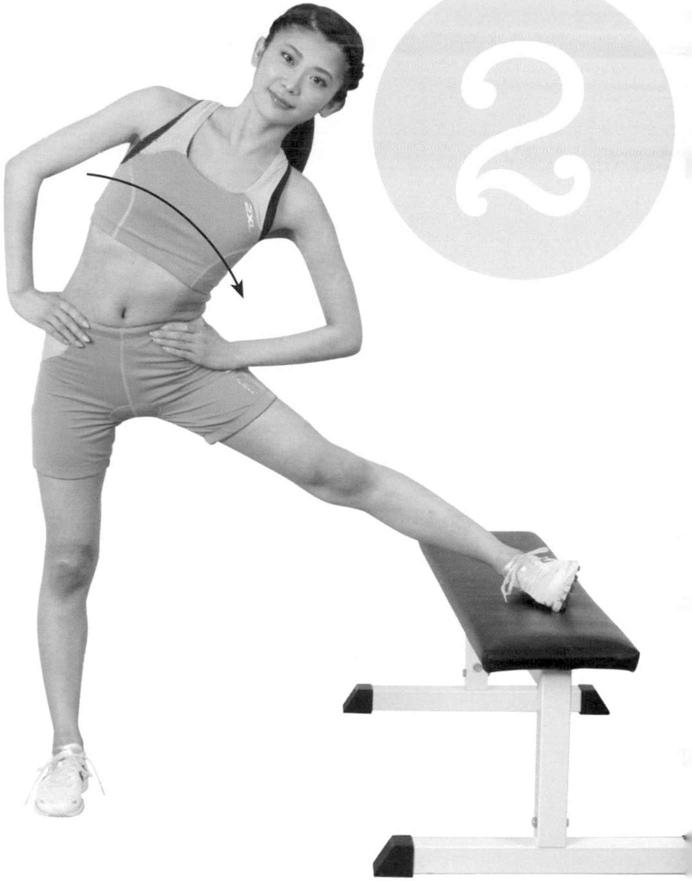

讓身體往側面傾斜

依照放在台座上的腳的方向來傾斜上半身。反覆做出1與2的姿勢後，就換另一腳，均衡地伸展兩邊的肌肉。

此運動的重點

透過骨盆來讓身體往正側面傾斜時，身體要朝著正前方，不能扭動。

11

把前後腳張得很開，單腳跪地，將身體放低

透過髖關節來有效地伸展大腿的前側。能夠有效地伸展髂腰肌與位於腳部前側的股直肌。藉由讓骨盆、髖關節、腳部肌肉聯動，進行伸展，來提昇髖關節的自由度。

透過地板來訓練的版本

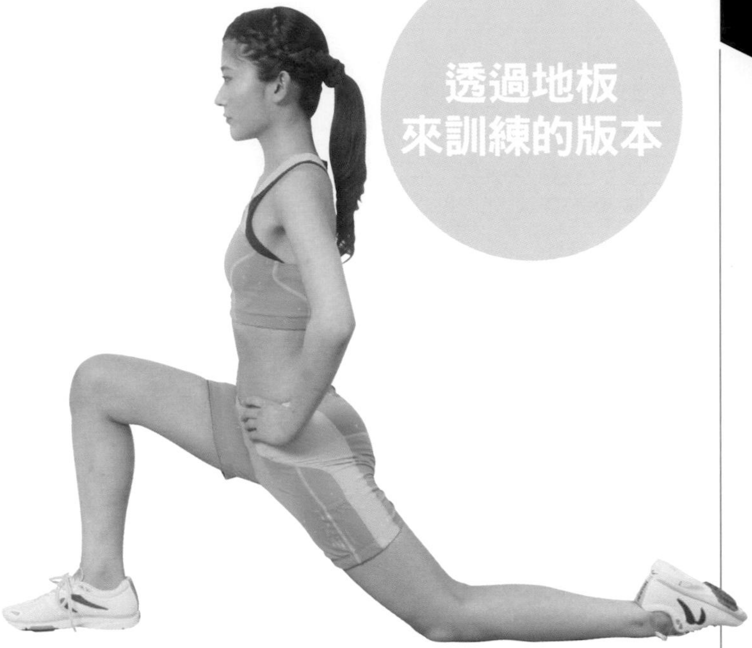

張開腳，將身體放低

將雙腳前後張開，單腳跪地，另一腳則往後伸。輕輕地往正下方施加重量，以避免身體前後搖晃。自然地將手放在腰部附近。

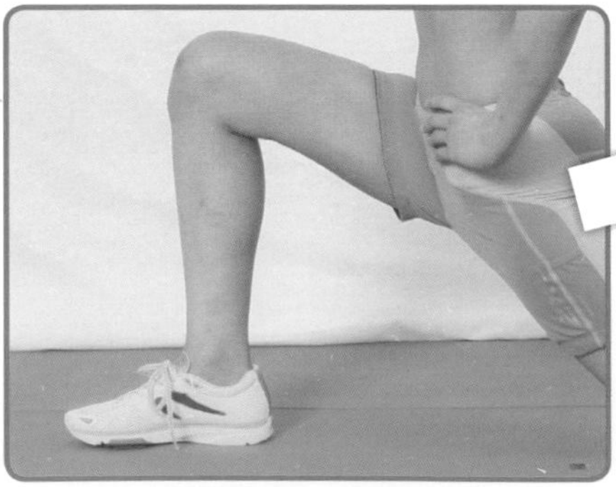

檢測

如果膝蓋向前突出過多的話，就會對腰部造成負擔，所以要特別注意。在施加體重時，只要身體往前傾，膝蓋就會很容易往前突出，所以要注意，需朝著正下方施加體重。

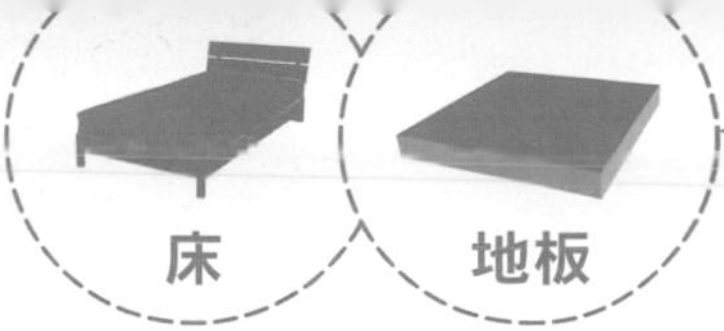

Use items

使用這個吧！

使用長凳來訓練的版本

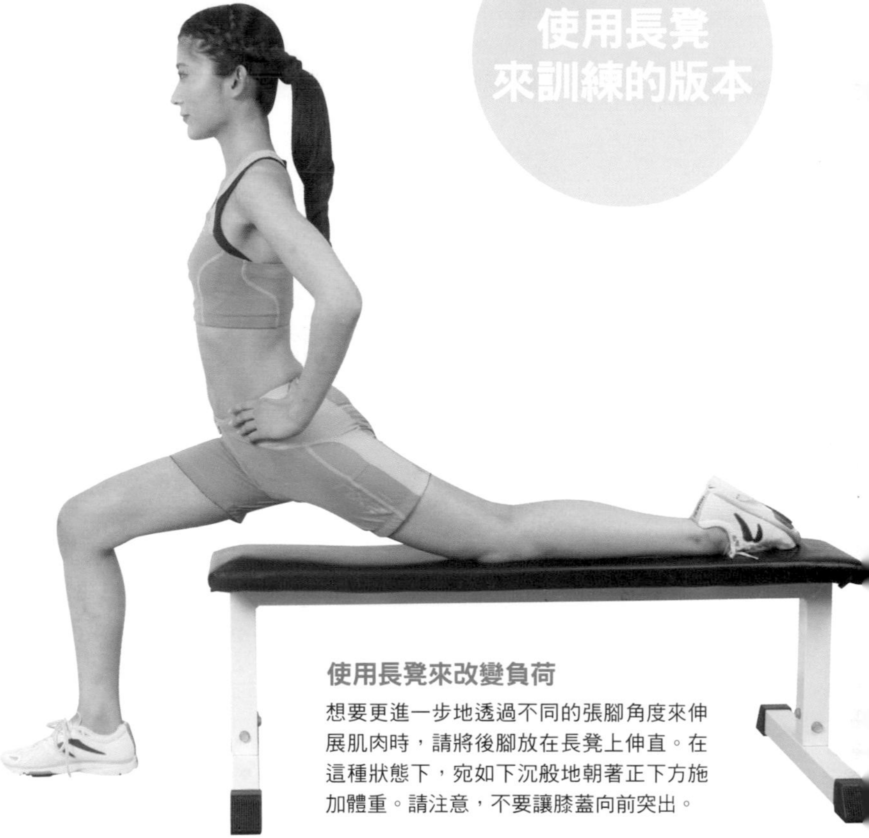

使用長凳來改變負荷

想要更進一步地透過不同的張腳角度來伸展肌肉時，請將後腳放在長凳上伸直。在這種狀態下，宛如下沉般地朝著正下方施加體重。請注意，不要讓膝蓋向前突出。

此運動的重點

進行伸展時，要朝著正下方施加體重，並多留意，不要讓身體往前傾。

12

讓身體呈T字形，將併攏的雙腳左右扭動

此訓練菜單能夠有效地伸展位於骨盆外側的臀中肌。在走路時，臀中肌會發揮重要作用。臀中肌一旦退化，走路時，臀部看起來就會左右搖晃。

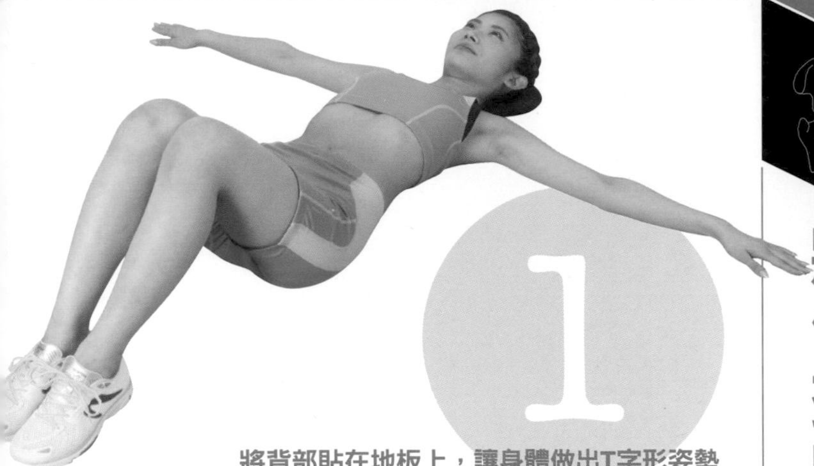

1

將背部貼在地板上，讓身體做出T字形姿勢

將背部緊緊地貼在地板上，讓身體形成仰躺姿勢。張開手臂，從上方看時，身體會呈現T字形。此時，要將雙腳併攏，並事先將膝蓋稍微彎曲。

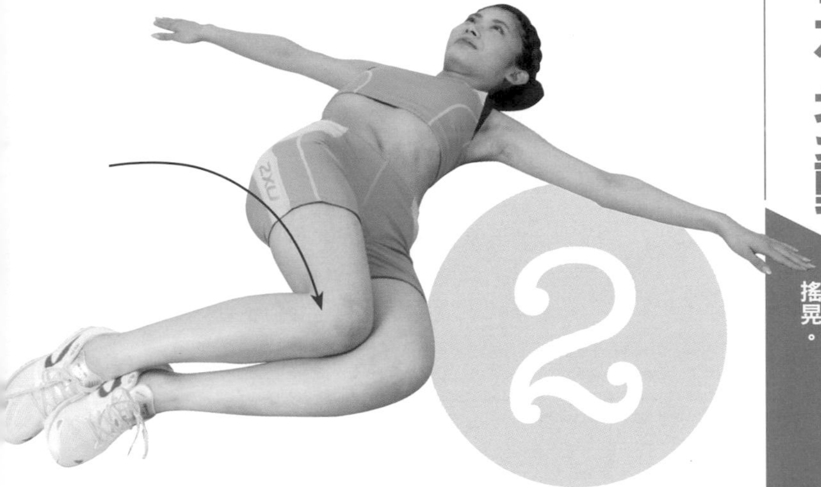

2

讓膝蓋倒向正側面

採取T字形姿勢，然後讓膝蓋倒向側面。上半身不要動，透過骨盆來扭動下半身。臉部也保持向上看的狀態。

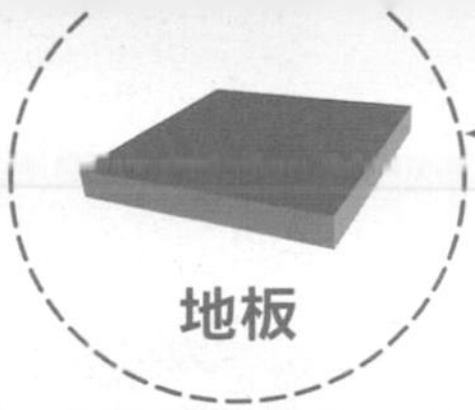

Use items
使用這個吧！

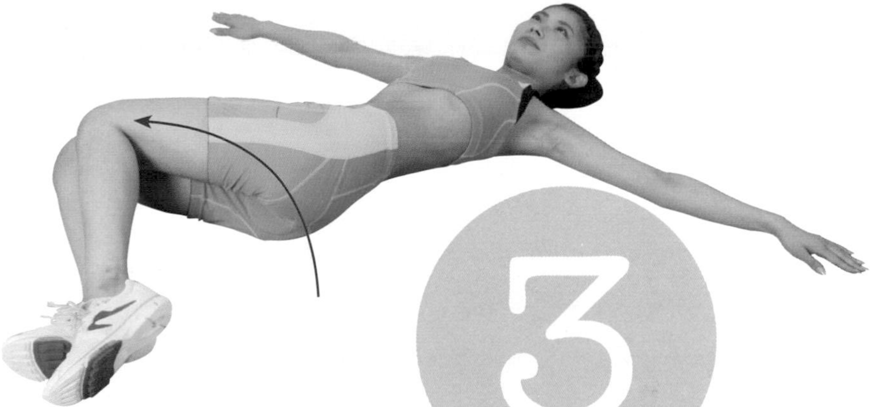

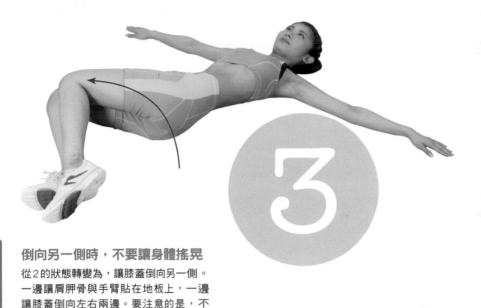

3

倒向另一側時，不要讓身體搖晃

從2的狀態轉變為，讓膝蓋倒向另一側。一邊讓肩胛骨與手臂貼在地板上，一邊讓膝蓋倒向左右兩邊。要注意的是，不要將膝蓋伸直，或是讓左右兩邊的膝蓋朝著不同方向。

檢測

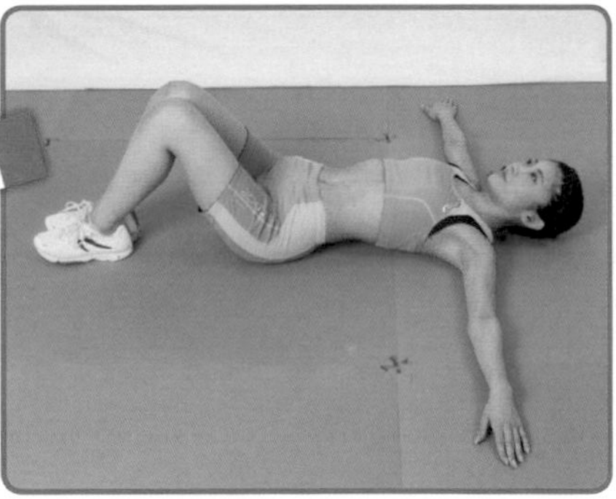

確實地將頭部、肩膀、背部、手臂固定在地板上，然後讓膝蓋左右地活動。如果背部有空隙，或是手臂彎曲的話，全身就會扭動。

此運動的重點

確實地固定上半身，透過骨盆來活動下半身。

13

讓身體呈T字形，將打開的雙腳左右扭動

與108～109頁的伸展運動相同，此伸展運動的目的也是伸展臀中肌。在此訓練菜單中，藉由在打開雙腳的狀態下進行訓練，就能透過與前項伸展運動不同的角度來給予肌肉刺激，而且對於其他部位的肌肉也會產生效果。

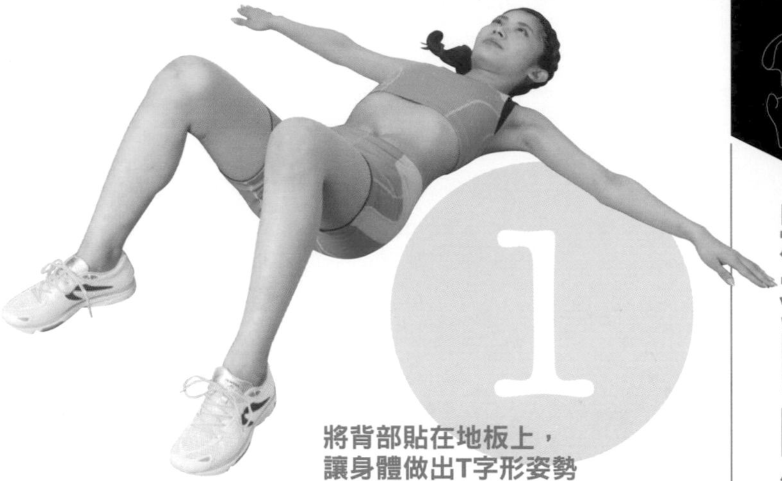

1 將背部貼在地板上，讓身體做出T字形姿勢

上半身採取T字形姿勢，與108頁的1相同，不過在此訓練菜單中，要將雙腳打開，使膝蓋分開。事先將雙腳打開到與肩同寬，或是再稍微寬一點。

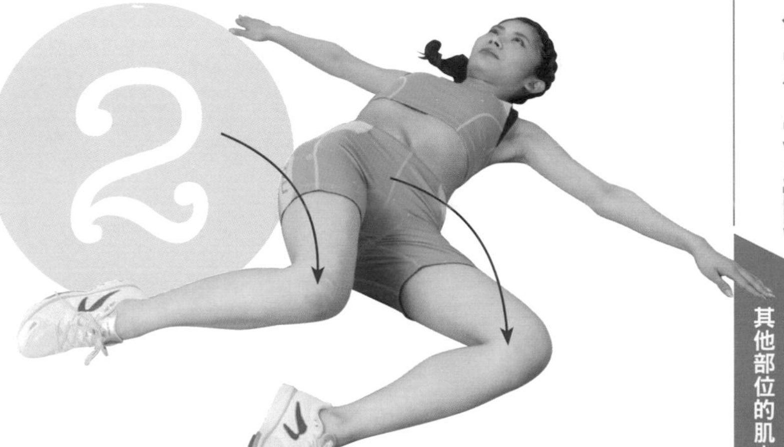

2 讓膝蓋倒向正側面

從1的狀態轉變為，讓雙膝倒向側面。要注意的是，位於下方的腳要貼在地板上，而且膝蓋要彎成90度。讓上腳的膝蓋頂端稍微朝向內側。

地板

Use items
使用這個吧！

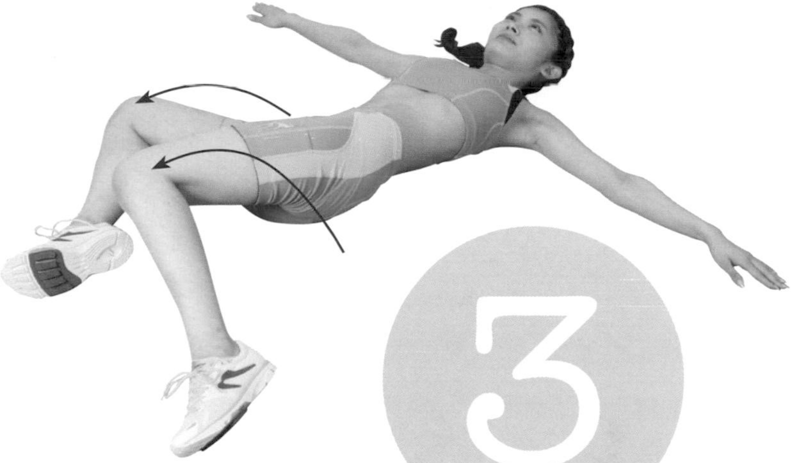

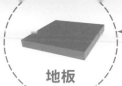

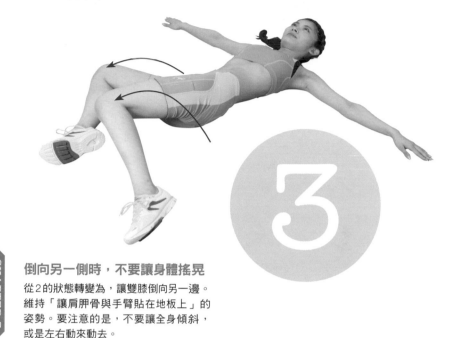

3

倒向另一側時，不要讓身體搖晃

從2的狀態轉變為，讓雙膝倒向另一邊。維持「讓肩胛骨與手臂貼在地板上」的姿勢。要注意的是，不要讓全身傾斜，或是左右動來動去。

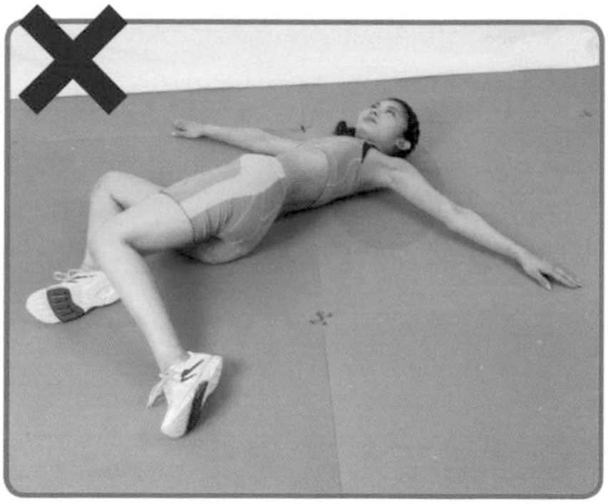

讓膝蓋倒向側面時，如果臀部與背部也一起懸空的話，就無法伸展骨盆外側的肌肉。在扭動膝蓋時，要注意到，不要透過背部來扭動，使身體懸空。

此運動的重點

要避免身體左右地大幅搖晃，導致臀部懸空。

column 3

在生活中注意肩胛骨原本應有的動作

肩胛骨之所以能夠活動，是有原因的

人類在進化過程中，從「像動物那樣用四隻腳走路」轉變為「用雙腳站立與走路」，走路方式與站姿都產生了變化。透過這種進化，肩胛骨的位置產生了很大的變化。

雖然嚴格來說構造不相同，但在魚類身上，相當於人類手臂或動物前肢的「胸鰭」是長在腹部上。另外，在某些保留了魚類特徵的兩棲類與爬蟲類當中，有些生物的前肢（肩胛骨）比人類的手臂還要接近腹部。馬的肩胛骨位於身體側面，呈現細長狀。馬在大地上奔馳時，會前後地活動此肩胛骨。那麼，人類的肩胛骨又是如何呢？在人類變得能夠用雙腳站立、走路的進化過程中，肩胛骨移動到了背部。

由於肩胛骨位於背部，所以手臂（前肢）的自由度、可動範圍就擴大了很多。拜此所賜，靈長類與人類變得能夠將手伸到頭上與使用工具。

肩胛骨所扮演的角色從「用來支撐身體的前肢」轉變為「讓人能夠自由活動手臂的部位」。肩胛骨原本就跟骨盆一樣，具備能夠支撐身體的巨大力量，所以只要能夠妥善地使用肩胛骨，身體本身的動作就會變得既有效率又強而有力。

許多主要肌肉之所以聚集在肩胛骨周圍，而且其可動範圍很大，都跟人類的這種進化有關。

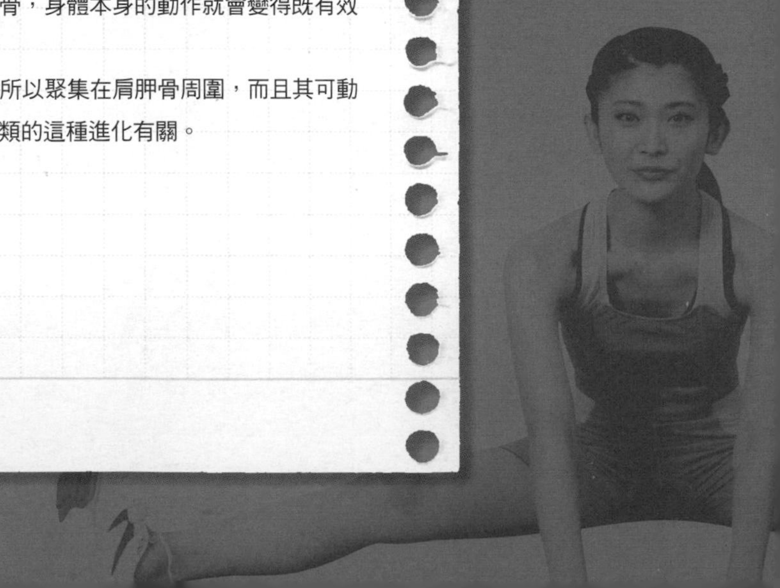

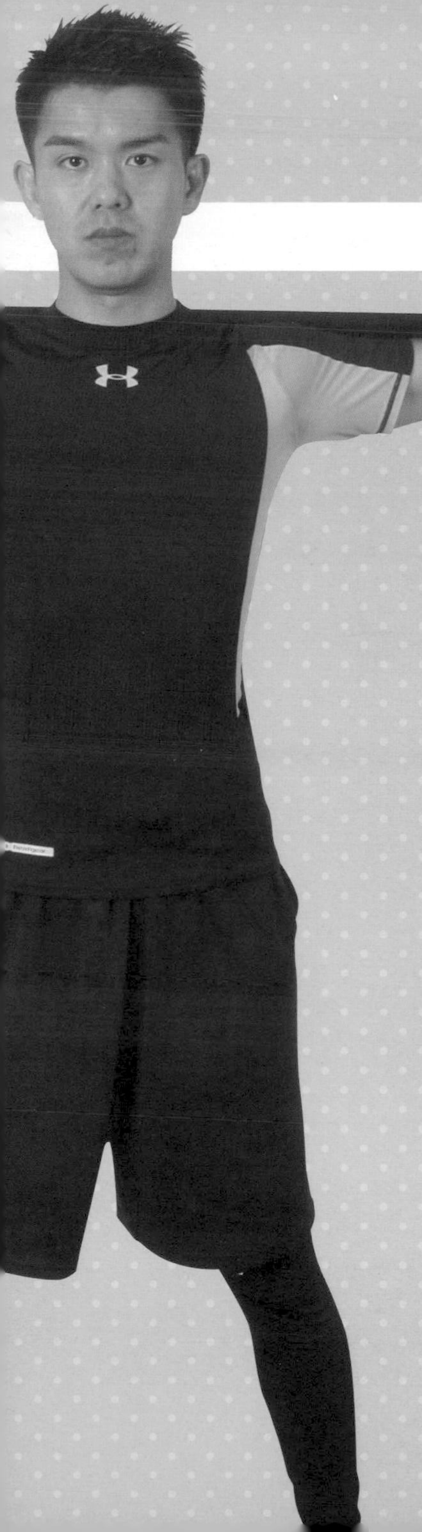

CHAPTER 4

讓肩胛骨和骨盆同時伸展！複合式伸展運動

我們已經說明過，在進行訓練時，有個觀念很重要。那就是，剛開始進行肩胛骨放鬆伸展運動時，即使只能伸展身體的某個部位，也不會只伸展該部位就結束訓練，而是要讓其他部位與該部位產生聯動。

雖然到目前為止，我們介紹了分別用來伸展肩胛骨與骨盆的伸展運動，不過最終的目的還是要讓這兩個部位產生聯動。

接下來，我們要介紹最後一項伸展運動，也就是能夠讓肩胛骨和骨盆產生聯動的複合式伸展運動。

01

一邊彎曲雙臂，一邊放低手肘與腰部

此伸展運動是一項能夠讓人輕易感受到「肩胛骨、胸椎、骨盆產生聯動」這種狀態的訓練菜單。透過啞鈴的重量來讓手臂往下降，藉此讓肩胛骨靠向身體中央，並同時讓腰部往下掉，伸展胸椎，將骨盆立起來吧。

1

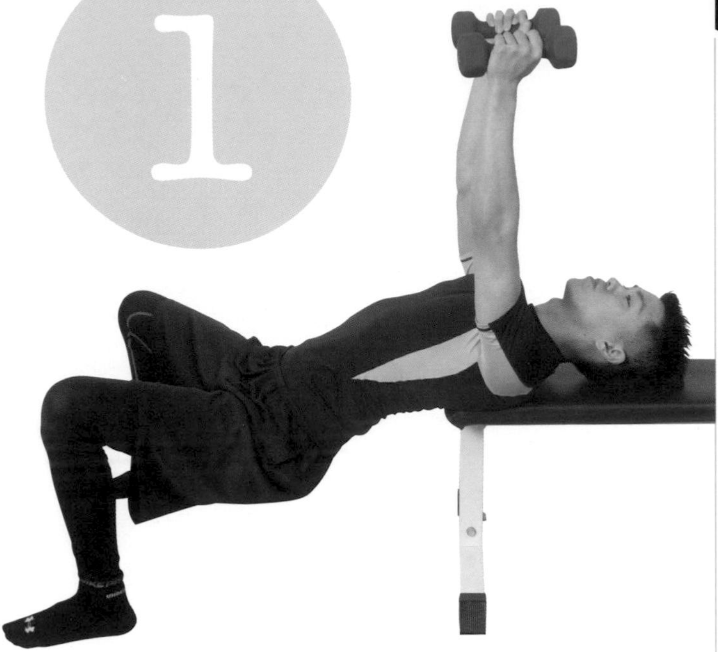

把肩胛骨靠在台座上

把肩胛骨靠在床或長凳等具有高度的台座上，並躺下。將拿著啞鈴的雙手伸到胸前。讓下半身從台座上落下，將雙腳張開，支撐身體。

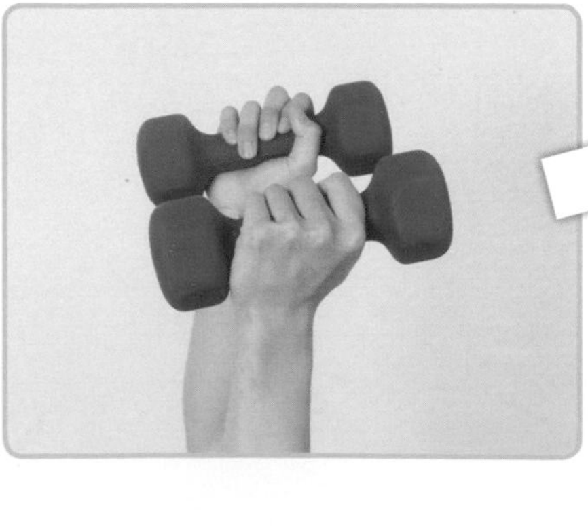

檢測

一開始請讓拿著啞鈴的那手的手背朝向外側。要注意的是，不要用力握，而是輕輕地拿著。

Use items
使用這個吧！

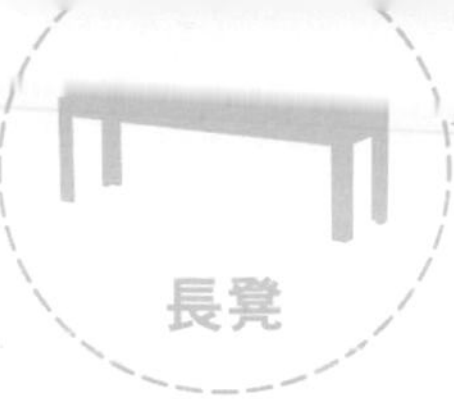

2

讓手臂與腰部一起下降

使用啞鈴的重量，讓手肘朝著背部方向下降，腰部也要配合此動作，一起下降。與此動作產生聯動後，胸椎也會自然地受到伸展。

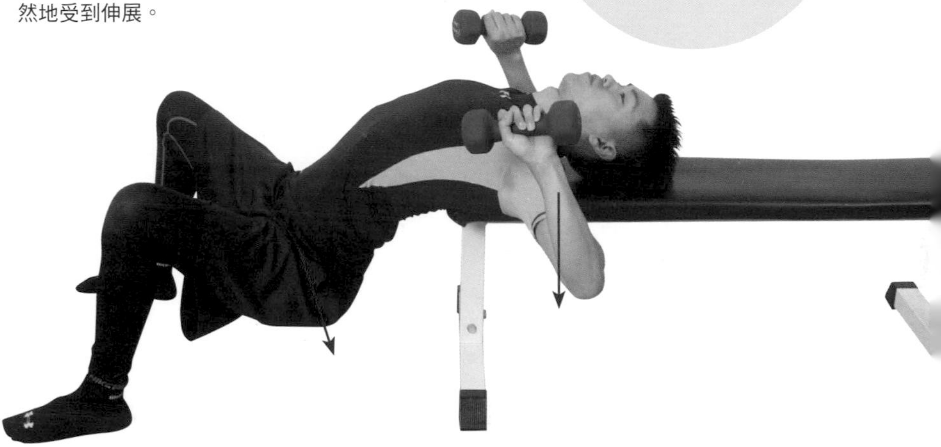

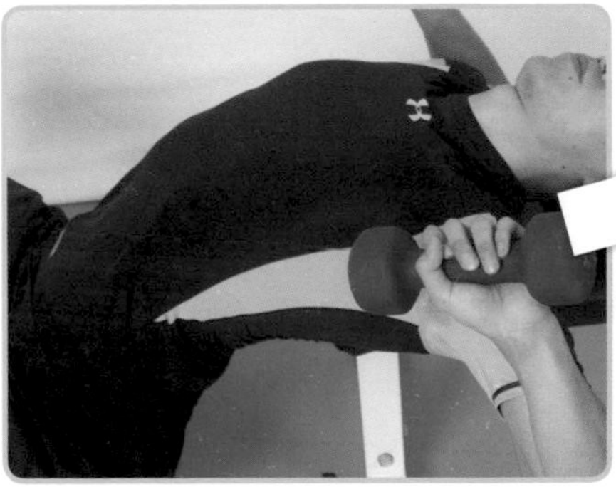

檢測

放下啞鈴時，要翻轉手腕，一邊讓手背朝向內側，一邊下降。啞鈴的重量會傳遞給彎成直角的手肘，肩胛骨則會順暢地靠向中央。

此運動的重點

進行訓練時，要留意「肩胛骨、胸椎、骨盆產生聯動時的感覺」。

02

放低其中一手的手肘

讓雙腳交叉，扭動身體，

此伸展運動是透過左右不對稱的動作來伸展身體。讓其中一邊的手臂與腳（上半身與下半身）朝著左右相反的方向活動，藉此來伸展身體。透過肩胛骨與骨盆的聯動來感受身體不同部位之間的關聯吧。

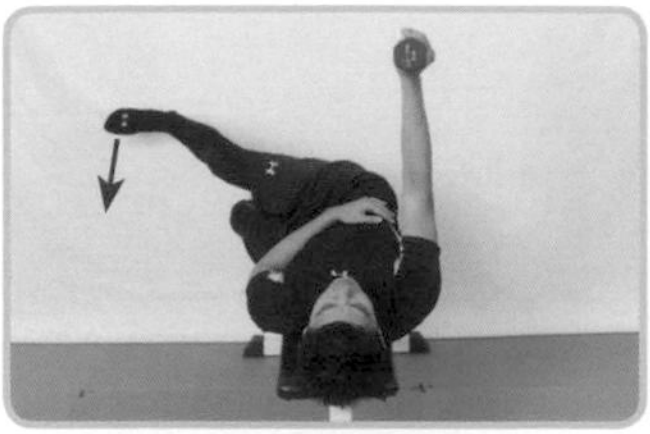

左手放在腹部附近。採取扭動腰部的姿勢，將上腳伸長，下腳則要彎曲，並靠向臀部。

1

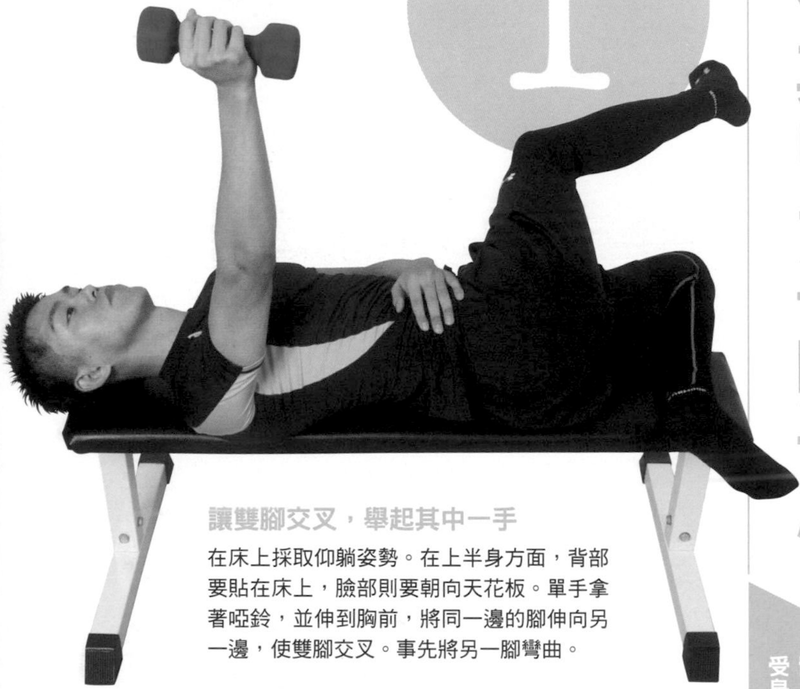

讓雙腳交叉，舉起其中一手

在床上採取仰躺姿勢。在上半身方面，背部要貼在床上，臉部則要朝向天花板。單手拿著啞鈴，並伸到胸前，將同一邊的腳伸向另一邊，使雙腳交叉。事先將另一腳彎曲。

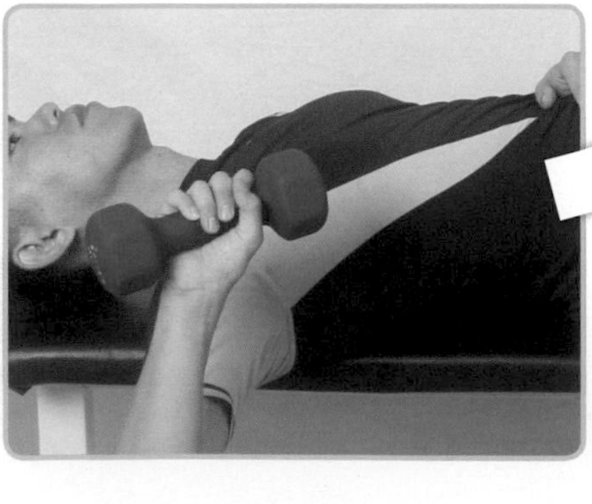

讓拿著啞鈴那手的肩膀稍微凸出床鋪。藉此，就能讓肩胛骨比較容易朝背部方向活動。

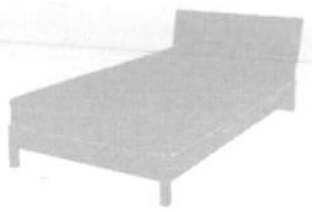

床

Use items
使用這個吧！

2

放下啞鈴時，要讓手肘的角度保持直角。透過伸長的腳的重量來讓身體取得平衡吧。

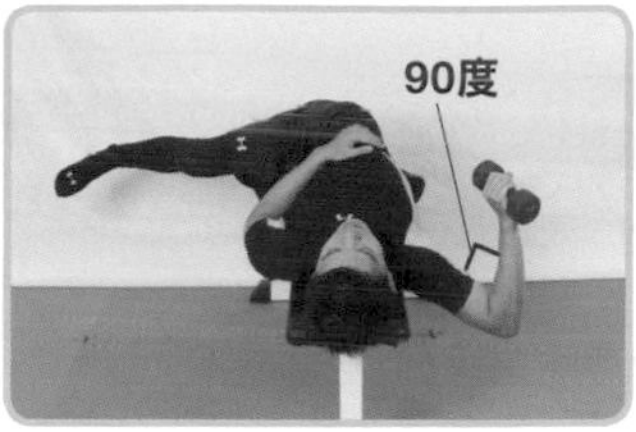

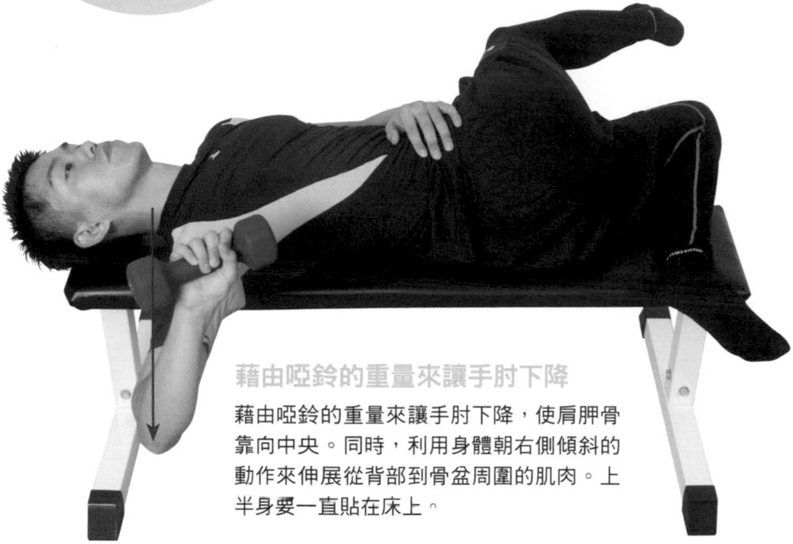

藉由啞鈴的重量來讓手肘下降

藉由啞鈴的重量來讓手肘下降，使肩胛骨靠向中央。同時，利用身體朝右側傾斜的動作來伸展從背部到骨盆周圍的肌肉。上半身要一直貼在床上。

此運動的重點

透過啞鈴與伸長的腳的重量，來伸展肩胛骨與骨盆周圍的肌肉。

03 透過扇形的方式來活動手臂

以肩胛骨為軸心，放低腰部，

被夾在肩胛骨與骨盆之間的脊骨（脊柱），扮演著支撐身體的重要角色。為了讓肩胛骨與骨盆產生聯動，事先調整好連接這些部位的脊骨周圍，使其能夠活動，是非常重要的。

1

把肩胛骨靠在台座上

將椅子或長凳擺成直的，把身體靠上去，只讓肩胛骨部分與椅子接觸。將拿著啞鈴的雙手伸到胸前。此時，要用直拿的方式握住啞鈴上方。

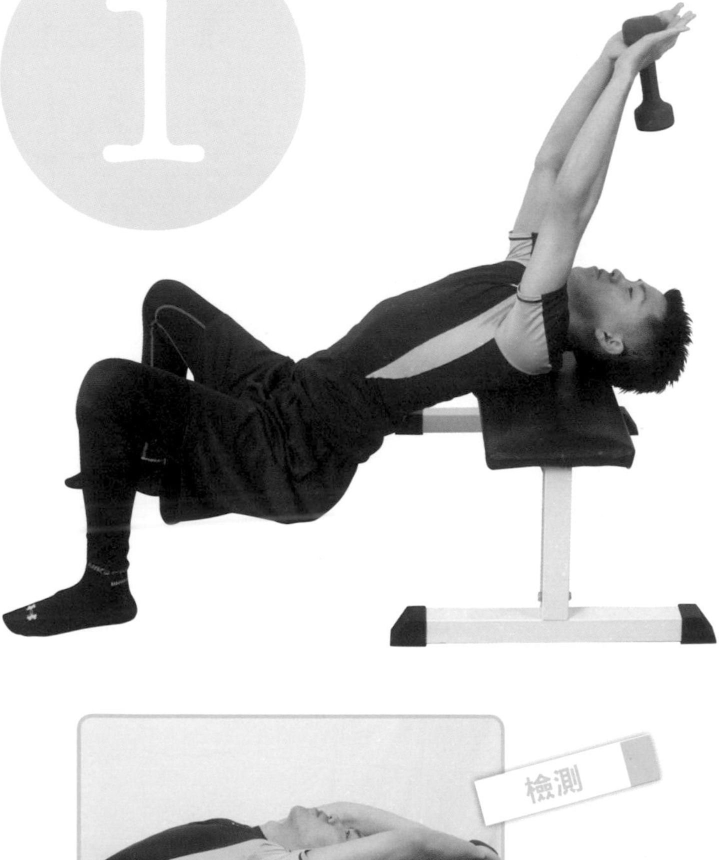

檢測

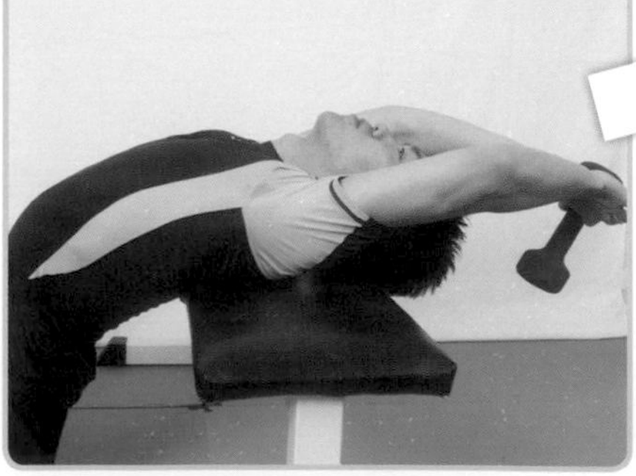

雖然在此伸展運動中，下半身是不動的，但透過手上拿著的啞鈴與下半身的重量，能夠使胸部自然地彎曲，並藉此來伸展背部的肌肉。

Use items
使用這個吧！

椅子

2

將拿著啞鈴的手放下

直接讓雙手拿著的啞鈴下降。一邊做一邊去感受「利用其重量來伸展背部～腋下的感覺」。讓下半身保持在較低的位置。

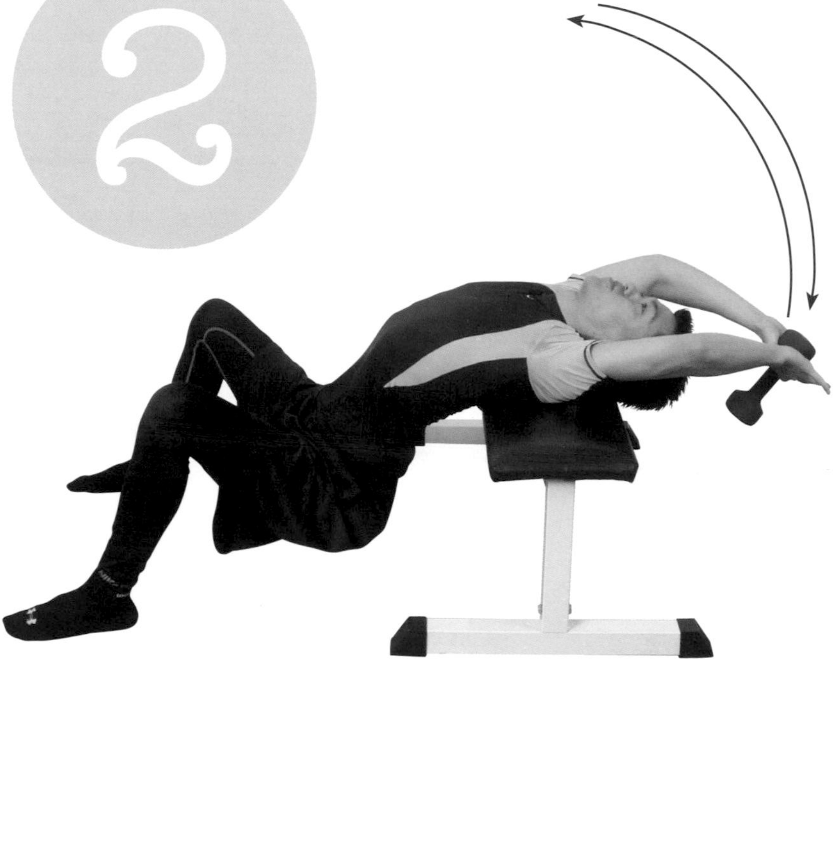

此運動的重點

透過啞鈴與下半身的重量來讓身體受到伸展。

04

透過台座來固定手臂，拉動臀部，進行下蹲運動

下蹲運動是廣為人知的下半身訓練。不過，藉由使用長凳、床、椅子等物來進行訓練，並採取前傾姿勢，就會成為能夠促使肩胛骨與骨盆產生聯動的伸展運動。

1

抓住寬度與肩寬差不多的台座

將高度大約到膝蓋～腰部的物體當作台座，抓住台座兩端。台座的寬度最好跟肩寬差不多。將雙腳張得比肩寬稍微開一點。視線要朝著正下方。

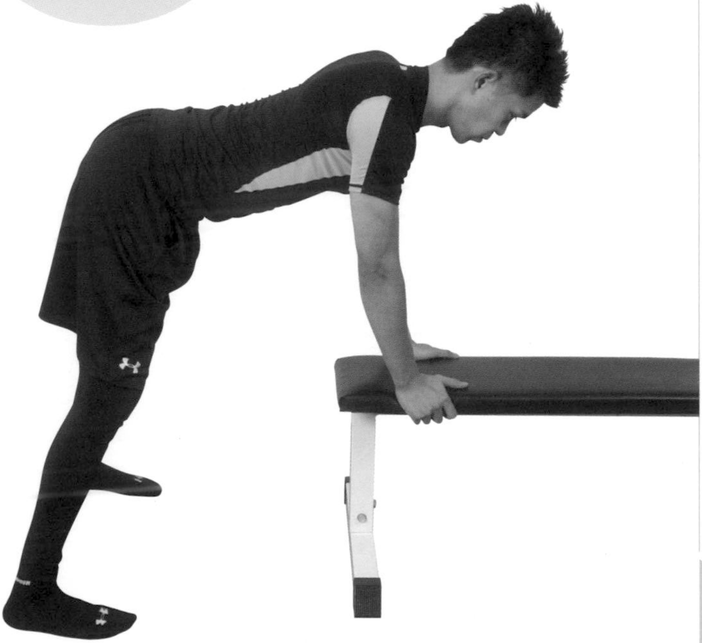

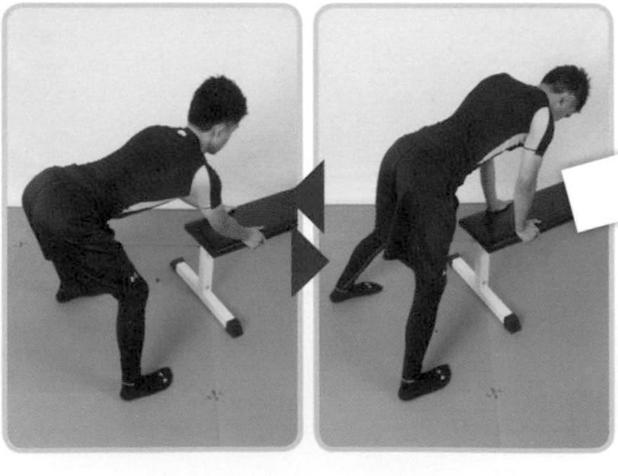

檢測

藉由反覆進行1→2的動作，來給予肩胛骨和骨盆刺激。雖然看起來只有頭部與腰部的位置稍微移動，但在體內，肩胛骨和骨盆是有在活動的。

Use items
使用這個吧！

椅子

2

一邊保持前傾姿勢，一邊將骨盆放低

一邊用雙手抓住台座，一邊彎曲膝蓋和手肘，將身體放低。不必像以前的下蹲運動那樣，把腰部放低。透過「讓骨盆前傾，將腹部放低」這樣的概念來進行訓練。

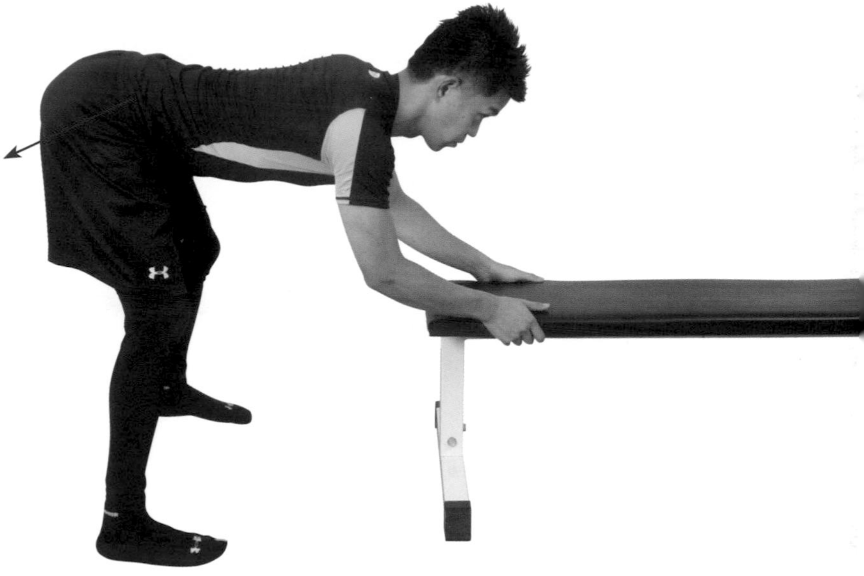

此運動的重點

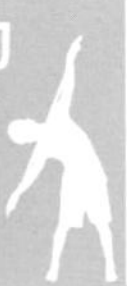

伸出臀部，一邊感受骨盆向前傾的動作，一邊進行訓練。

05

一邊握住棍子，一邊挺胸，放低腰部

只要善用工具，就能透過不同的角度來對想要伸展的部位施加負荷，或是給予適當的負荷。在此訓練菜單中，會使用棍子來讓雙手的動作變得一致，並活動肩胛骨。

正面

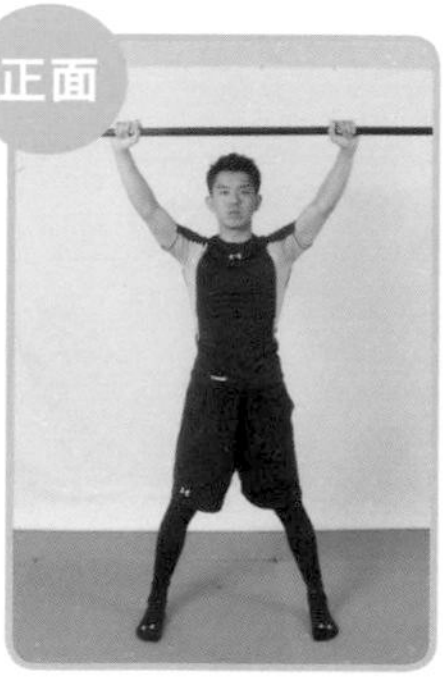

準備一根長度好拿的棍子。由於目的在於，讓雙手同時活動，所以不必用力握住。

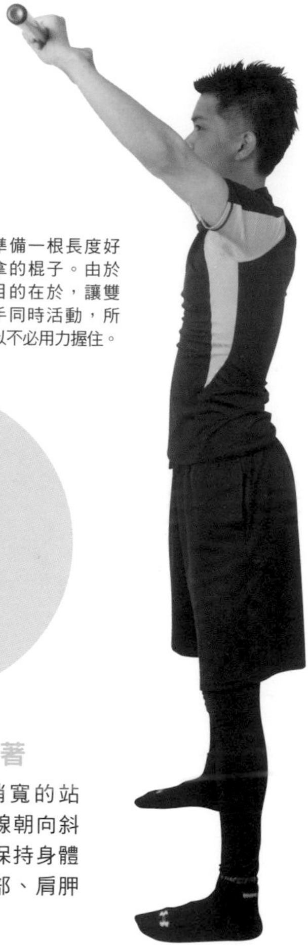

1

拿著棍子，筆直地站著

採取雙腳寬度比肩寬稍寬的站姿，雙手拿著棍子，視線朝向斜上方。舉起手臂，一邊保持身體平衡，一邊站穩，讓頭部、肩胛骨、骨盆連成一直線。

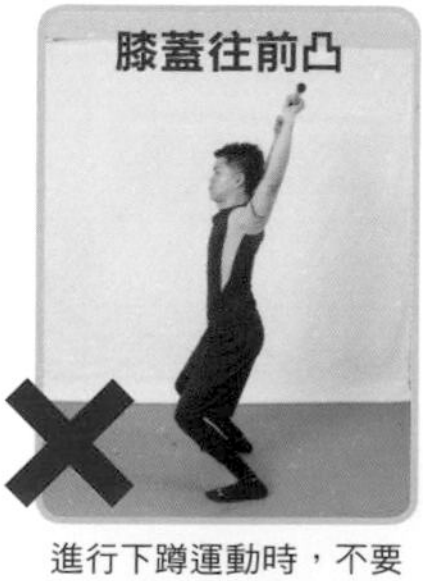

進行下蹲運動時，不要透過膝蓋來活動，而是要注意骨盆，讓腰部筆直地落下。

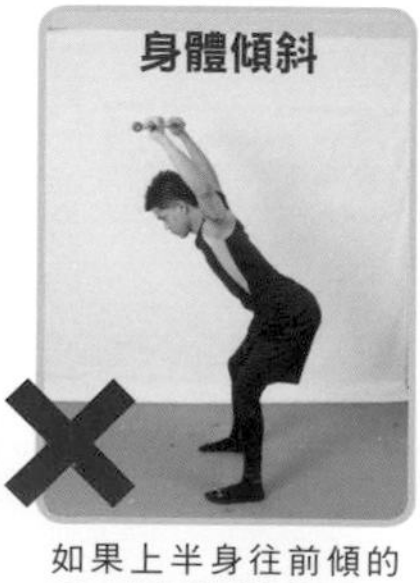

如果上半身往前傾的話，就無法伸展骨盆。要讓臉部朝向正前方。

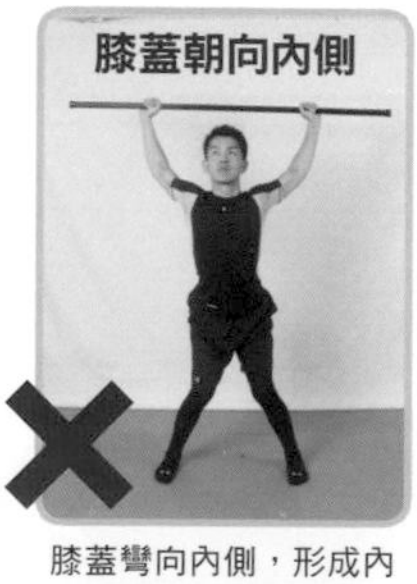

膝蓋彎向內側，形成內八字姿勢。如果力量集中在膝蓋，就可能會成為受傷的原因。

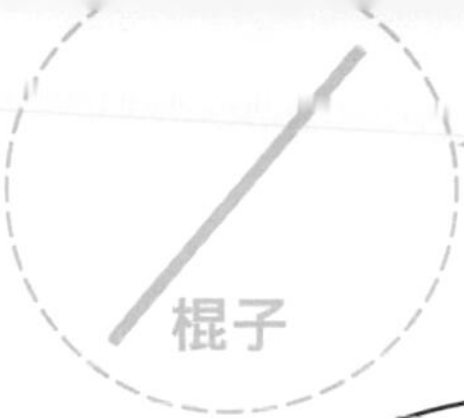

Use items
使用這個吧！

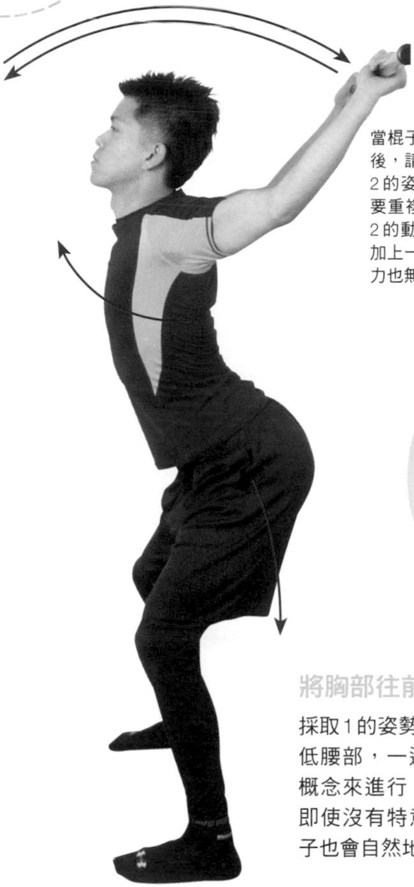

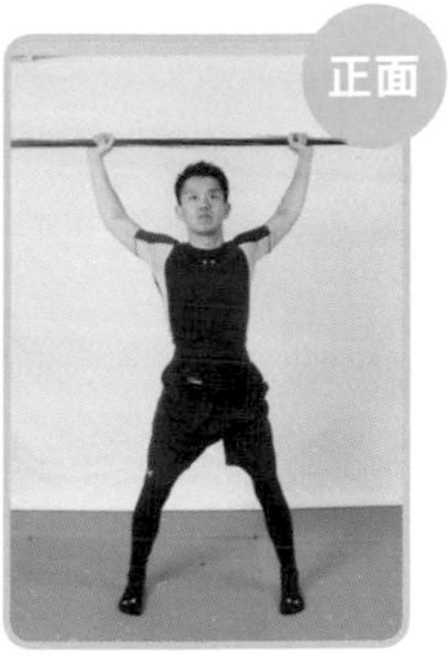

當棍子往後移動後，請不要停在2的姿勢，而是要重複進行1和2的動作。稍微加上一點反作用力也無妨。

2

將胸部往前挺，讓棍子移動到背後

採取1的姿勢，然後透過「一邊放低腰部，一邊將胸部往前挺」的概念來進行。只要胸部往前挺，即使沒有特意地去拉動手臂，棍子也會自然地往後移動。

此運動的重點

不要拉動手臂，而是要留意「挺起胸部，放低骨盆」的動作。

06

握住棍子，將棍子扛在肩膀上，進行下蹲運動

即使同樣都是下蹲運動，依照棍子的使用方式，效果也會有所不同。不過，同樣地，一旦過於在意棍子而導致姿勢改變的話，就會使力量分散。如果將力量施加在不必要的部位上，就無法獲得原本應有的效果，所以大家要注意這一點。

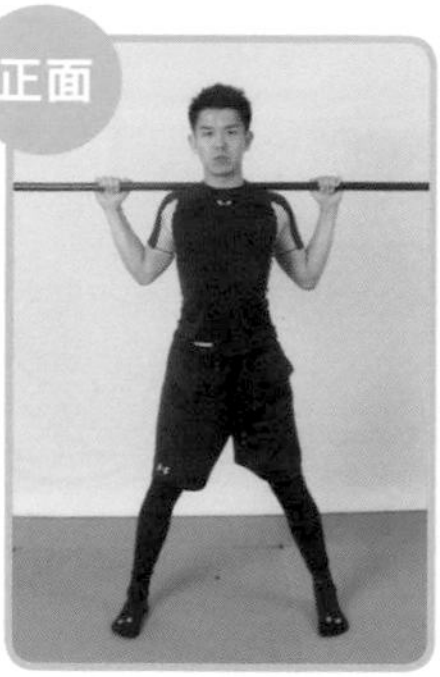

正面

臉部朝向正前方。一邊讓肩胛骨與骨盆呈垂直狀態，一邊保持穩定的姿勢。

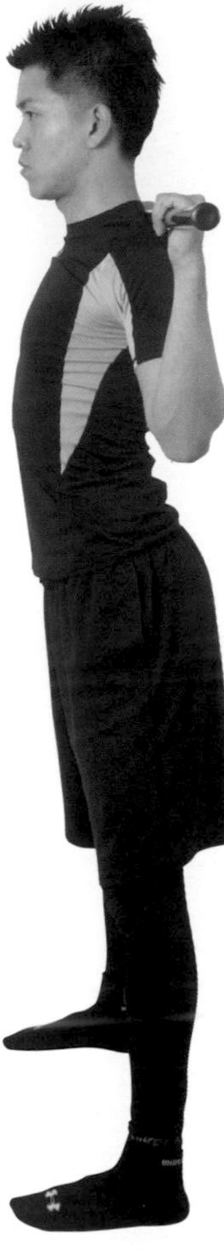

1

將棍子扛在肩胛骨頂部

將雙腳張得比肩寬大一些，筆直地站著。讓棍子靠在肩胛骨的頂部上，保持這個姿勢。注意不要讓上半身往前傾。

膝蓋往前凸

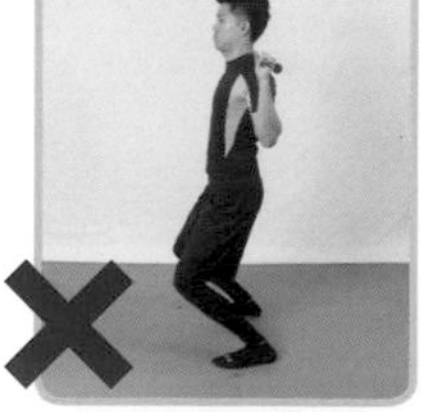

不能只透過彎曲膝蓋來放低身體，而是要注意骨盆的活動，藉此來放低腰部。

身體傾斜

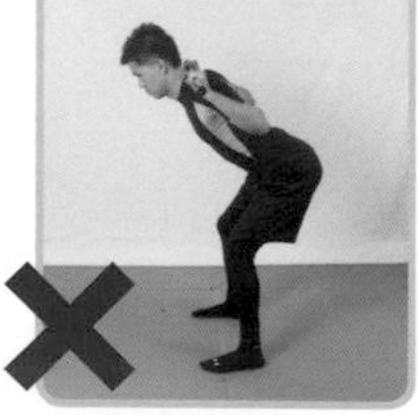

要多留意，避免因為過於在意扛著棍子的動作而導致上半身向前傾。

膝蓋朝向內側

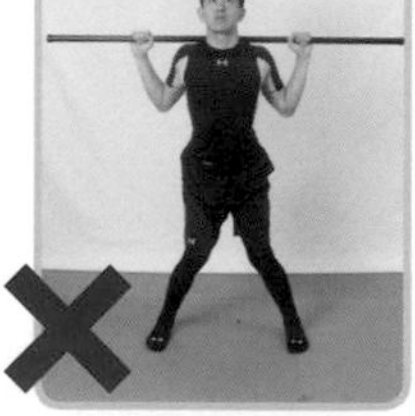

進行訓練時，如果膝蓋彎向內側的話，體重就會集中在膝蓋上。有X型腿的人必須特別注意。

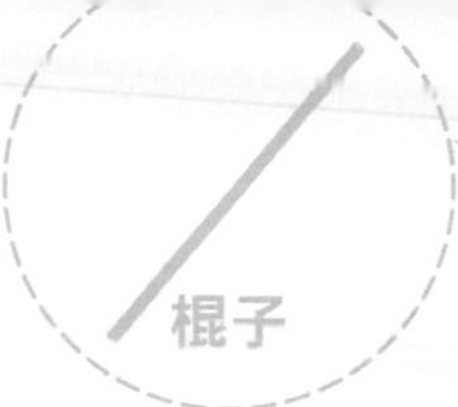

Use items
使用這個吧！

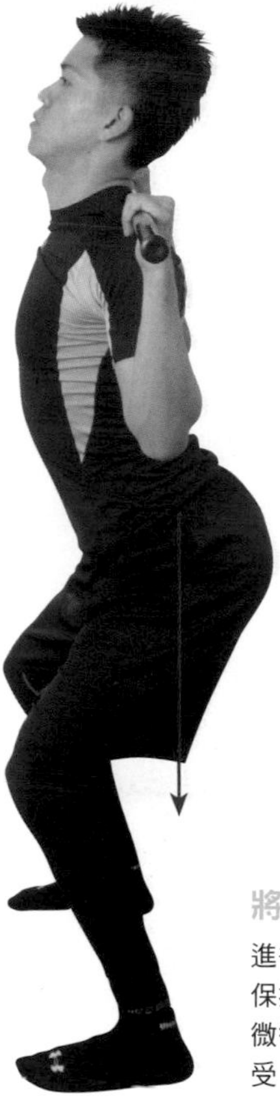

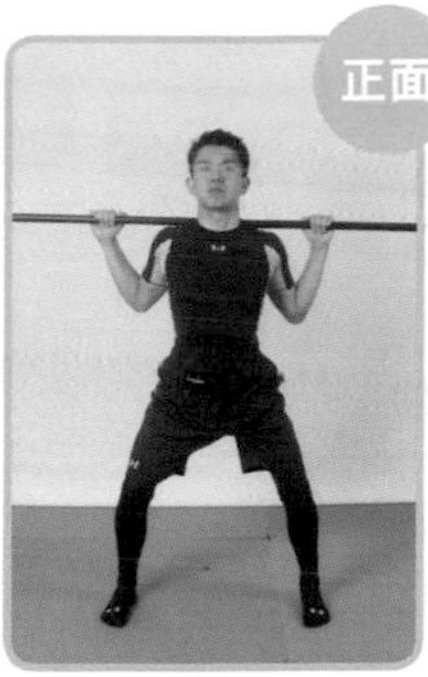

在步驟2當中，採取放低腰部的姿勢時，重點在於，要一邊讓棍子、肩胛骨、向前挺出的胸部、膝蓋保持平行狀態，一邊移動。

2

將腰部放低，使上半身彎曲

進行下蹲運動時，要一邊讓棍子的位置保持不變，一邊將腰部放低。雖然頭部微微向上，但視線要朝向正前方。去感受「身體自然地稍微彎曲」的感覺吧。

此運動的重點

讓身體垂直地下降，以避免扛在肩膀上的棍子前後傾斜。

07

扛著棍子，讓身體朝左右兩側傾斜

與70～71頁的訓練菜單一樣，用肩膀扛著棍子，做出稻草人般的姿勢，然後讓身體左右擺動。此伸展運動能夠同時伸展肩胛骨周圍與身體。由於會透過棍子來固定手臂，所以能夠比較容易掌握到「身體受到伸展的感覺」。

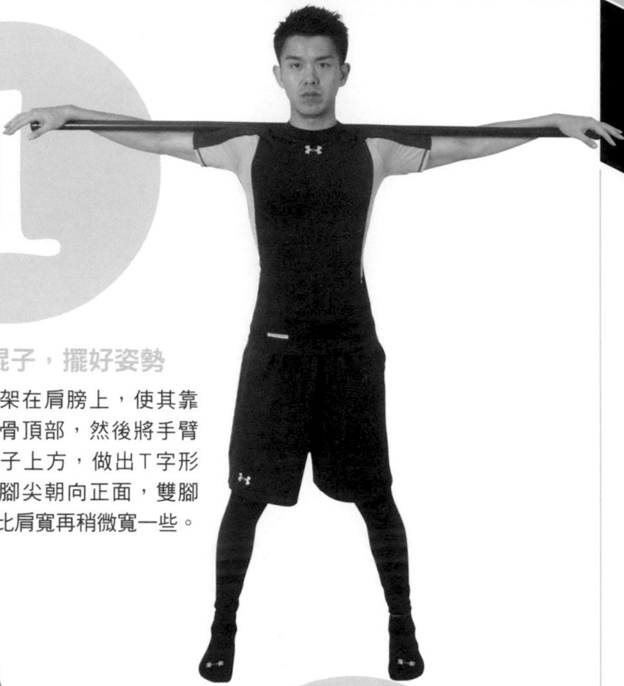

1 扛著棍子，擺好姿勢

將棍子架在肩膀上，使其靠在肩胛骨頂部，然後將手臂繞到棍子上方，做出T字形姿勢。腳尖朝向正面，雙腳打開得比肩寬再稍微寬一些。

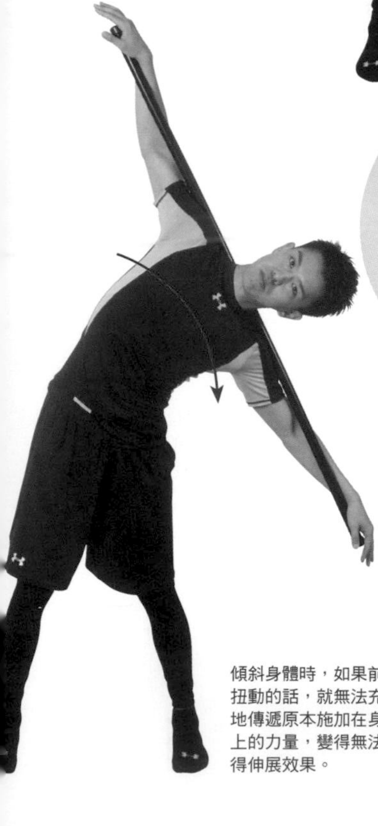

2 讓身體朝側面傾斜

讓身體朝著正側面傾斜時，要注意，不能讓棍子偏移。如果身體前後傾斜的話，身體就無法受到伸展。依照「在不讓棍子轉動的情況下，朝著正側面傾斜」這個概念，讓身體傾斜。

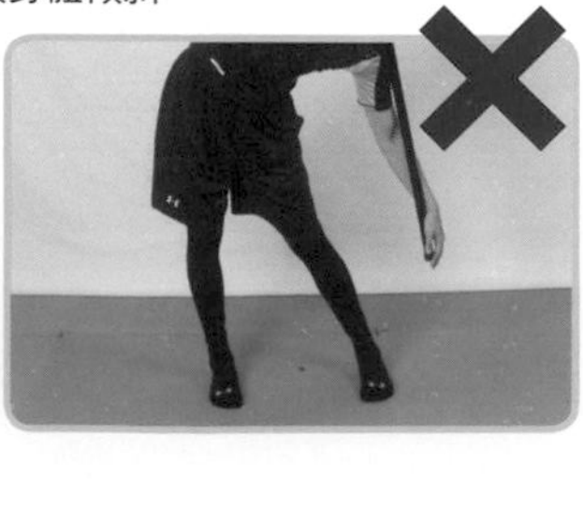

傾斜身體時，如果前後扭動的話，就無法充分地傳遞原本施加在身體上的力量，變得無法獲得伸展效果。

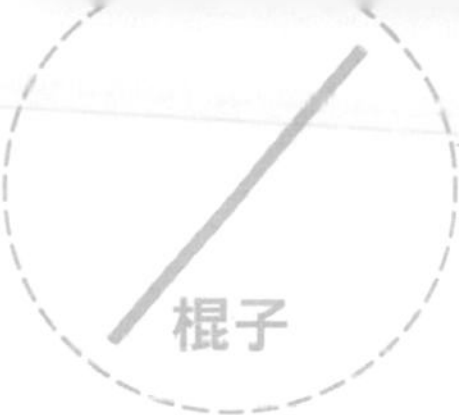

Use items
使用這個吧！

3

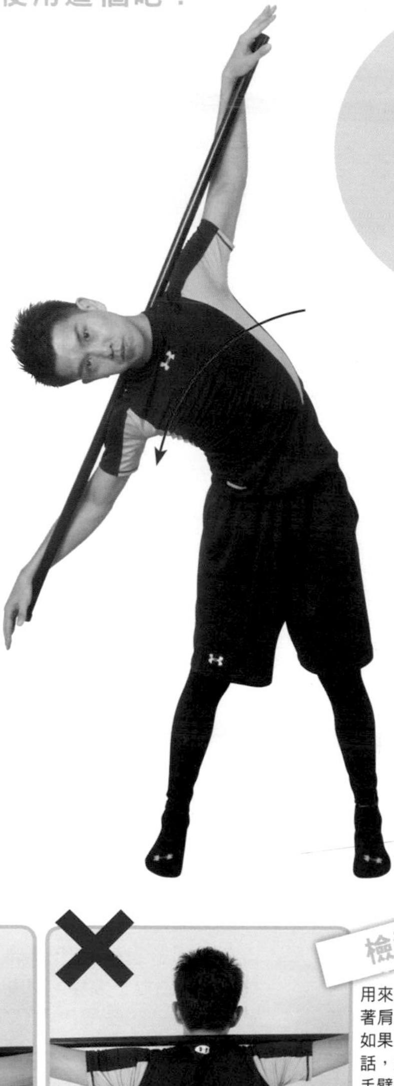

先抬起身體，然後朝另一側傾斜

將傾斜的身體抬起，然後朝另一側傾斜。有節奏地流暢進行此動作。藉由扛著棍子，也比較容易發現身體是否有扭動。

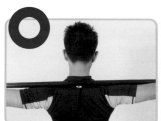

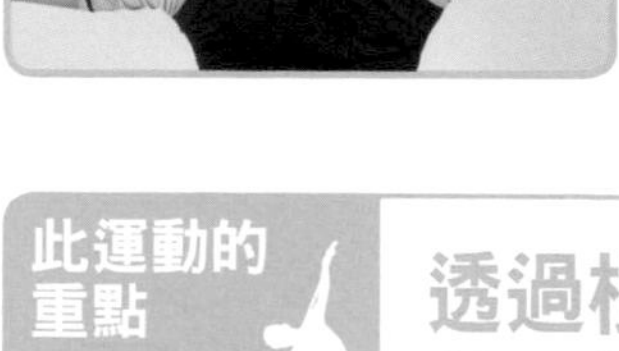

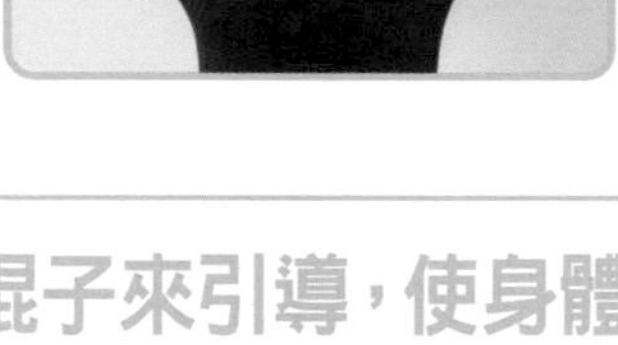

檢測

用來扛棍子的位置是沿著肩胛骨頂部的線條。如果棍子接觸到頸部的話，頭部就容易前傾，手臂也無法固定，導致身體容易扭動，所以要特別注意。

此運動的重點

透過棍子來引導，使身體不要扭動，並且筆直地朝著左右兩邊傾斜。

08 讓身體朝側面傾斜

扛著棍子，採用兩腳成直角的站姿，

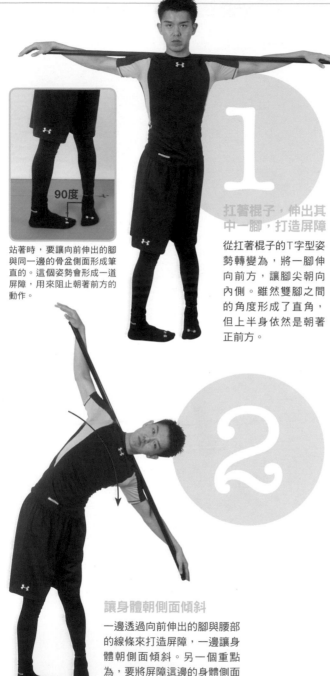

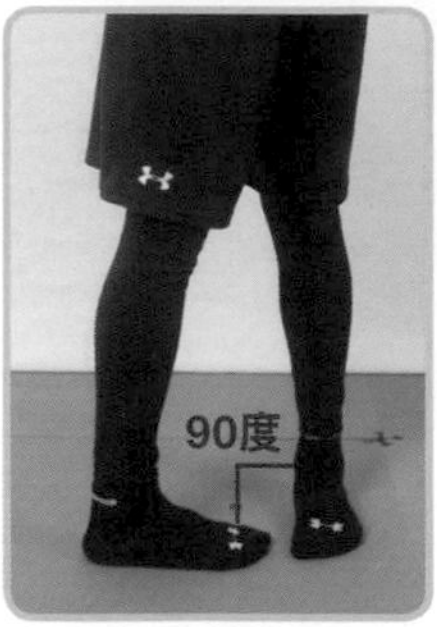

站著時，要讓向前伸出的腳與同一邊的骨盆側面形成筆直的。這個姿勢會形成一道屏障，用來阻止朝著前方的動作。

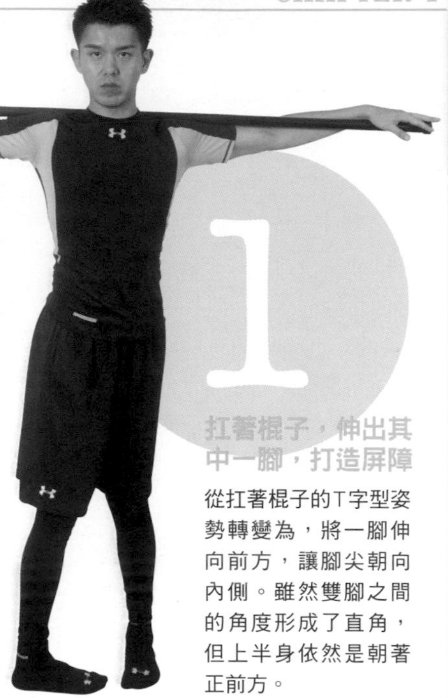

1 扛著棍子，伸出其中一腳，打造屏障

從扛著棍子的T字型姿勢轉變為，將一腳伸向前方，讓腳尖朝向內側。雖然雙腳之間的角度形成了直角，但上半身依然是朝著正前方。

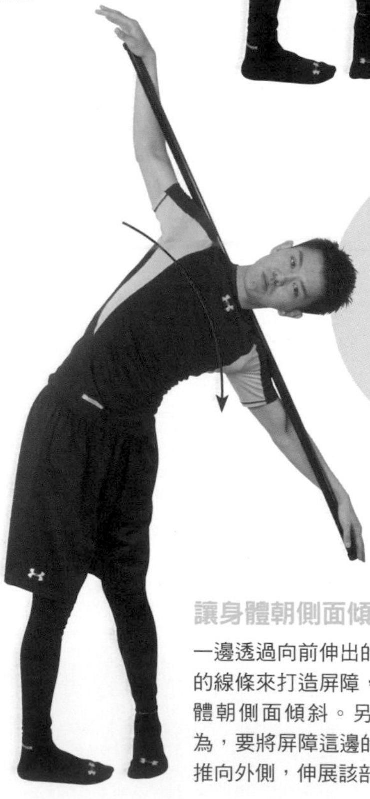

2 讓身體朝側面傾斜

一邊透過向前伸出的腳與腰部的線條來打造屏障，一邊讓身體朝側面傾斜。另一個重點為，要將屏障這邊的身體側面推向外側，伸展該部位。

到目前為止的訓練菜單，都是讓腳尖朝向正前方。不過，如果想要變更施力方向，或是讓動作受到限制的話，在訓練時也可以變更腳尖的方向。

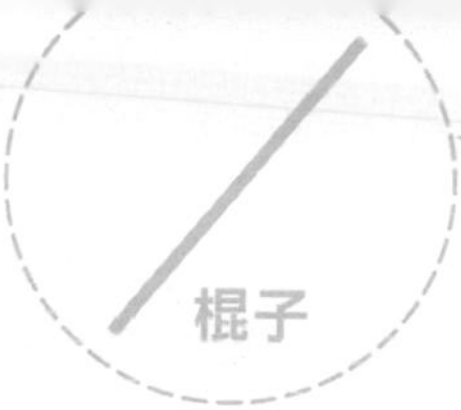

Use items
使用這個吧！

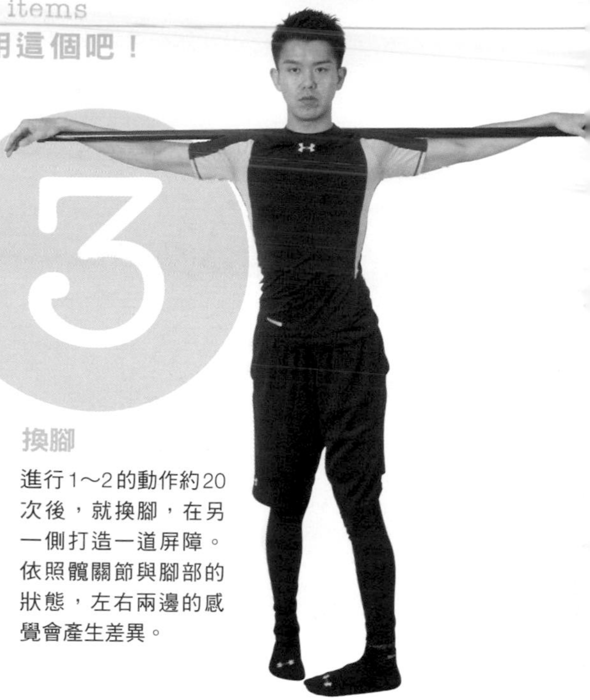

3

換腳

進行1～2的動作約20次後，就換腳，在另一側打造一道屏障。依照髖關節與腳部的狀態，左右兩邊的感覺會產生差異。

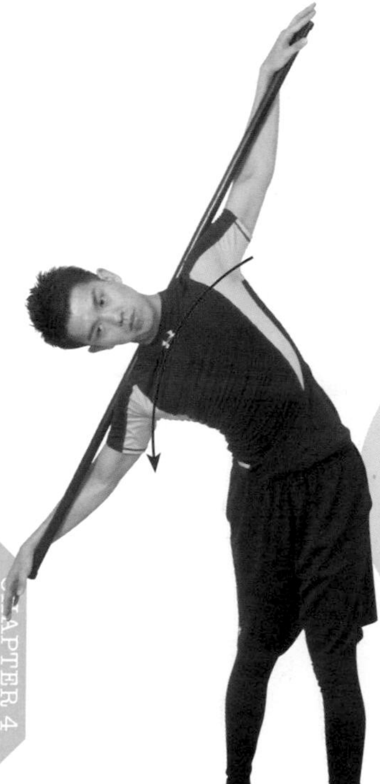

4

讓身體朝另一邊傾斜

一邊注意「藉由向前伸出腳來打造而成的屏障」，一邊讓身體朝側面傾斜。如果有出現不易活動的部位，就證明肌肉很僵硬。在日常生活中，多留意沒有運動到的部位吧。

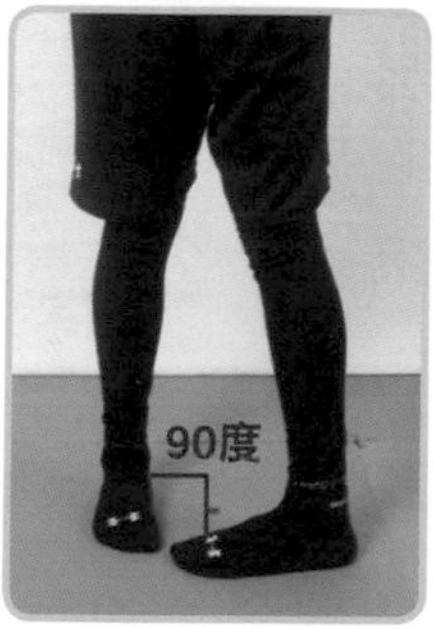

藉由換腳來伸展另一邊的身體。伸展效果主要會出現在，與身體傾斜方向相反的另一側髖關節。

此運動的重點

透過腳的方向來打造屏障，伸展向前伸出的骨盆側面。

column 4

不要只活動某個部位，而是要活動全身

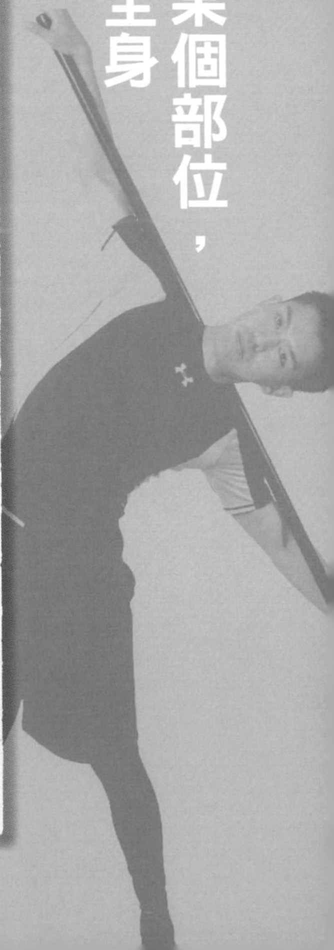

伸展肩胛骨與骨盆，調整全身的平衡

有非常多人都對「難受的肩膀痠痛、讓人站不起來的腰痛」等慢性的身體不適症狀感到苦惱。其原因確實與現代人的生活型態有關。長時間面對電腦的事務工作、智慧型手機不離身的生活……。如同我們反覆介紹過的那樣，這種生活型態會成為肩胛骨周圍肌肉僵硬、骨盆後傾的原因。肩胛骨與骨盆僵硬到動不了的人，和能夠柔順地活動這些部位的人，在會伴隨疼痛的傷勢與疾病的治癒時間方面，也會產生差異。

因為某種明確因素而引發疼痛的情況則另當別論，在許多身體會感到疼痛的人身上，與其說原因是會感到疼痛的部位，倒不如說問題出在身體的活動方式。

如果說「對產生疼痛的部位進行治療或鍛鍊，消除不適症狀」是對症療法的話，那麼在本書中「能夠讓肩胛骨與骨盆的位置、動作恢復原狀，調整全身平衡」的伸展運動，就可以說是根治療法。

用來支撐身體的軀幹的重要性很受到矚目，負責支撐軀幹的骨骼則是肩胛骨、胸廓、胸椎、骨盆。讓這附近的肌肉能夠自由地活動，才算是調整身體的平衡。

能夠讓肩胛骨與骨盆在正確位置上自由地活動的人，會愈活動愈覺得舒服，而且不容易受傷與感到疲倦。

肩胛骨放鬆伸展運動與骨盆＆髖關節伸展運動也會對身體深處的肌肉（深層肌肉）與內臟產生影響，且能改善新陳代謝與自律神經的作用。即使1天只做3分鐘也無妨。透過平日的伸展運動習慣來打造出不易受傷也不易感到疲倦的身體吧。

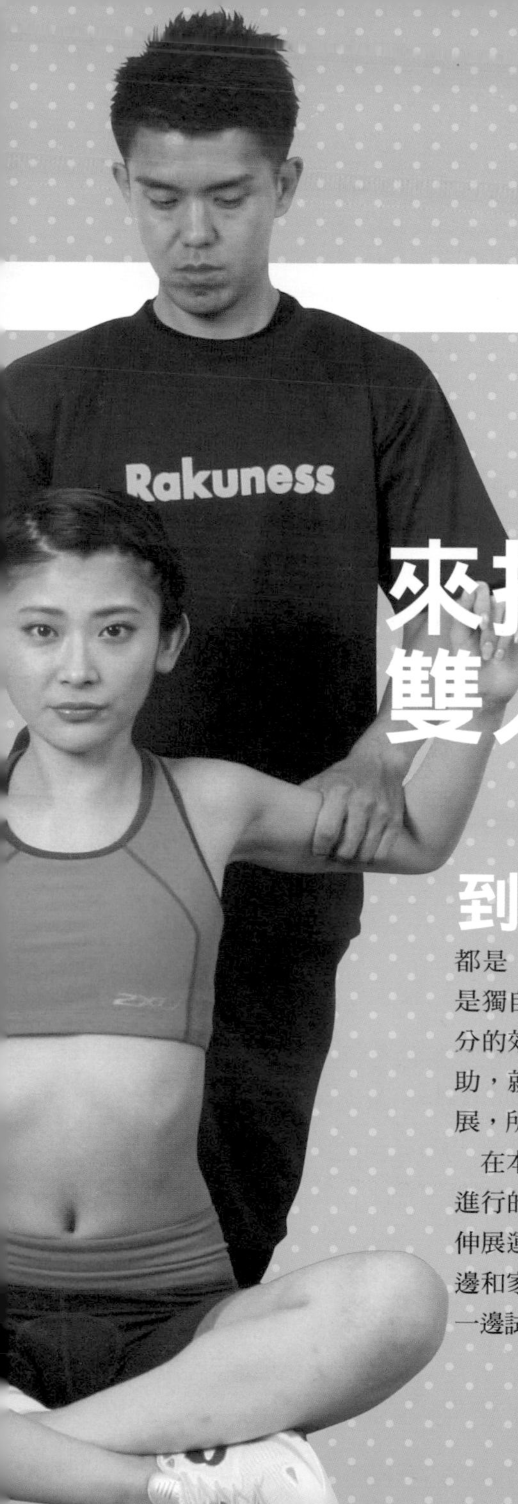

CHAPTER 5

藉由他人協助 來提昇效果的 雙人伸展運動

到目前為止，我們所介紹的肩胛骨放鬆伸展運動，以及骨盆＆髖關節伸展運動，都是「一個人就能進行的伸展運動」。即使是獨自進行的伸展運動，也確實能夠獲得充分的效果。不過，如果能夠獲得某個人的協助，就能在更加放鬆的狀態下讓身體受到伸展，所以能夠進行更加有效的伸展運動。

在本章中，我們會介紹像這樣地由兩人來進行的伸展運動。由於兩人要分別擔任進行伸展運動者與協助者，所以請大家務必要一邊和家人、朋友、伴侶輪流擔任不同角色，一邊試著進行伸展運動。

01

請人壓住腋下的肩胛骨，然後左右扭動雙腳

這是108~109頁中所介紹的訓練菜單的應用型。由於有請人協助，所以比起獨自進行時，更能清楚地實際感受到肩胛骨的伸展效果。協助者要壓住藉由舉起手臂而在腋下隆起的肩胛骨。

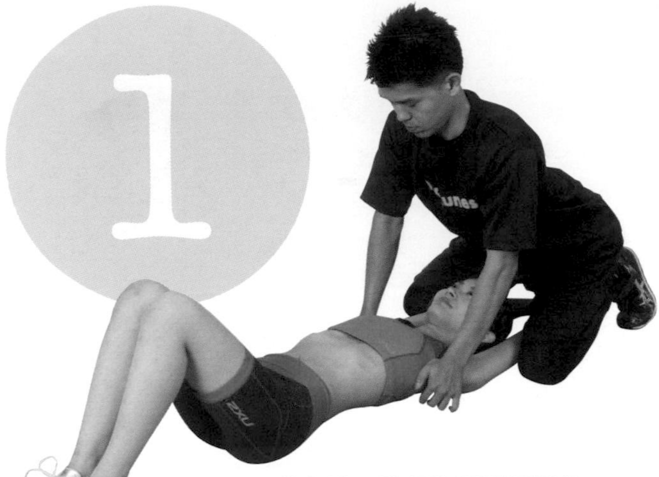

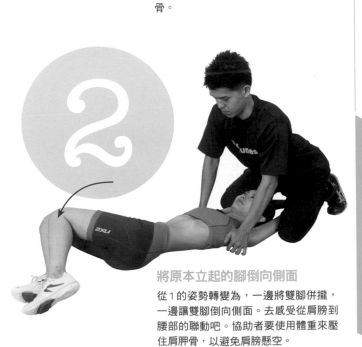

將在腋下隆起的肩胛骨壓住

採取仰躺姿勢，將雙臂往上伸，腳則彎成90度。協助者先用腳將對方伸長的手臂夾住，然後壓住在腋下隆起的肩胛骨。

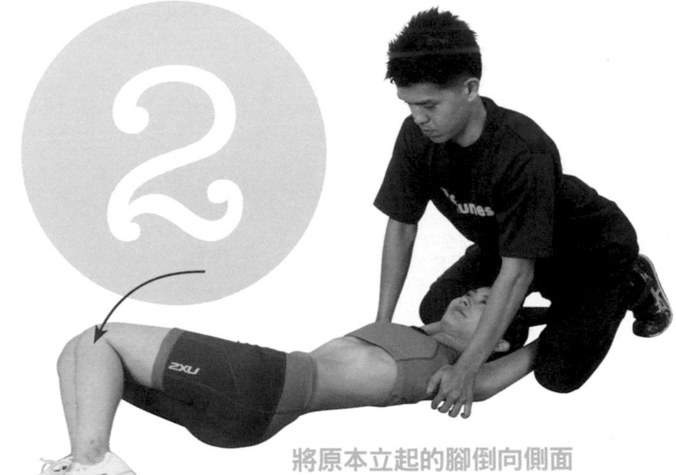

將原本立起的腳倒向側面

從1的姿勢轉變為，一邊將雙腳併攏，一邊讓雙腳倒向側面。去感受從肩膀到腰部的聯動吧。協助者要使用體重來壓住肩胛骨，以避免肩膀懸空。

Use items
使用這個吧！

地板

3

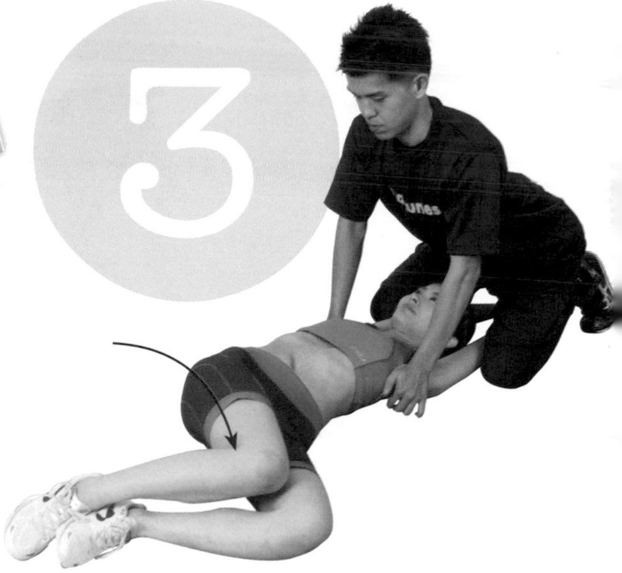

讓腳逐漸倒向另一邊

從2的姿勢恢復成1的姿勢，然後依照同樣方式，讓腳倒向另一邊。腳在移動時要併攏，並保持90度。訓練時，頭部要保持面向正上方的固定狀態。

雙人配合的步驟

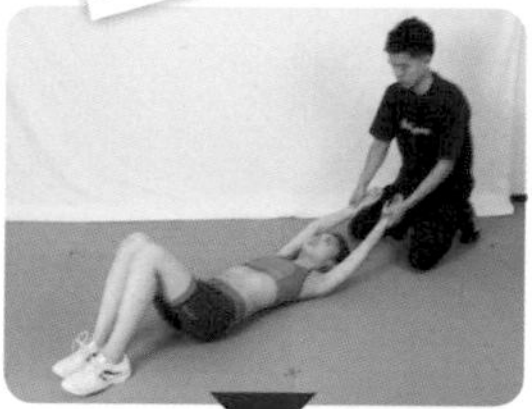

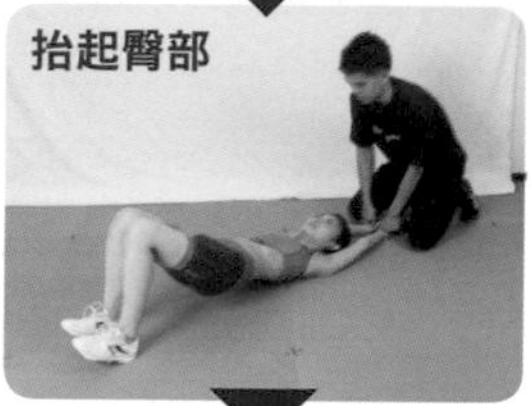

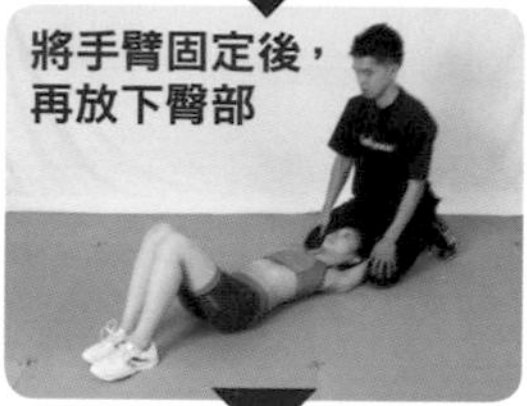

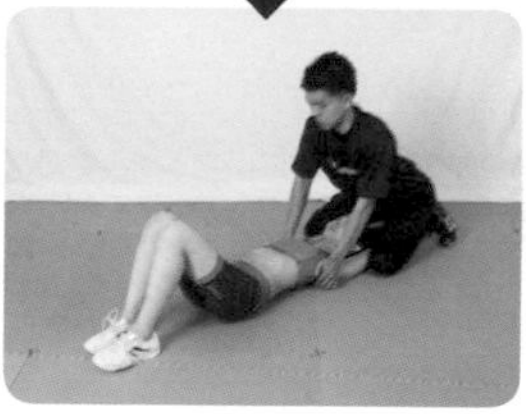

做出一開始的姿勢時，重點在於，請協助者壓住手臂前，先將臀部抬起。藉由此動作，可以讓肩膀完全地緊貼在地板上。在這種狀態下將手臂固定後，再將臀部放下。只要以蹺蹺板這種遊樂器材的動作為概念，就會很好懂。重點在於，要確實地讓雙肩接觸地板。

此運動的重點

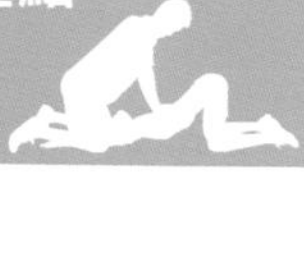

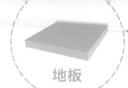

藉由伸長手臂，讓手臂貼在地板上，來使肩胛骨隆起，然後請人壓住肩胛骨，使其固定。

02

請人壓住腋下的肩胛骨，然後左右扭動單腳

此伸展運動是從108~109頁的訓練菜單變化而來的。比較大的差異在於，訓練時，要伸出其中一腳，使雙腳交叉。另外，藉由請人壓住倒下的腳，就能更有效地施加扭力。

1

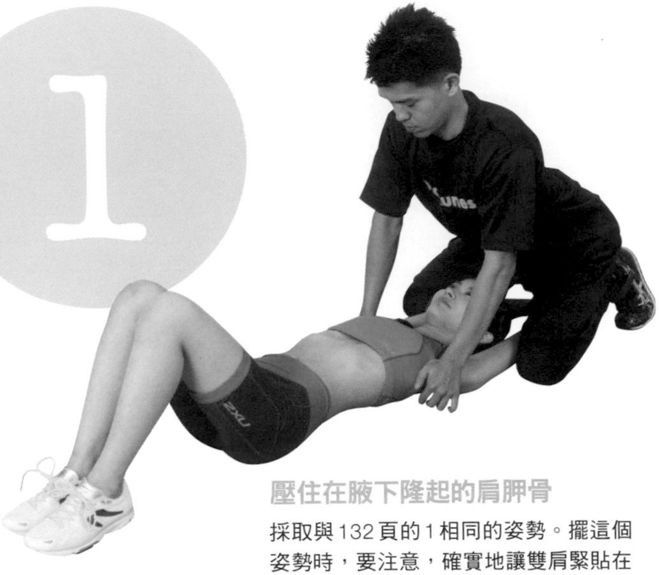

壓住在腋下隆起的肩胛骨

採取與132頁的1相同的姿勢。擺這個姿勢時，要注意，確實地讓雙肩緊貼在地板上。透過抬起臀部的蹺蹺板動作來伸展手臂。

2

將其中一腳伸長，另一腳則倒向側面

從1的姿勢轉變為，伸出一腳，使其貼在地板上，然後讓另一腳倒向側面。協助者用單手壓住倒下那腳的膝蓋附近。另一手則壓住肩胛骨。

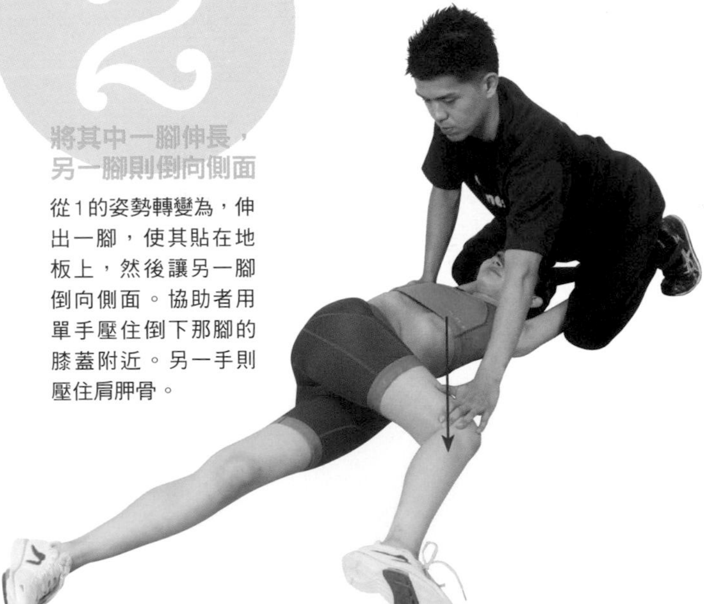

Use items
使用這個吧！

地板

3

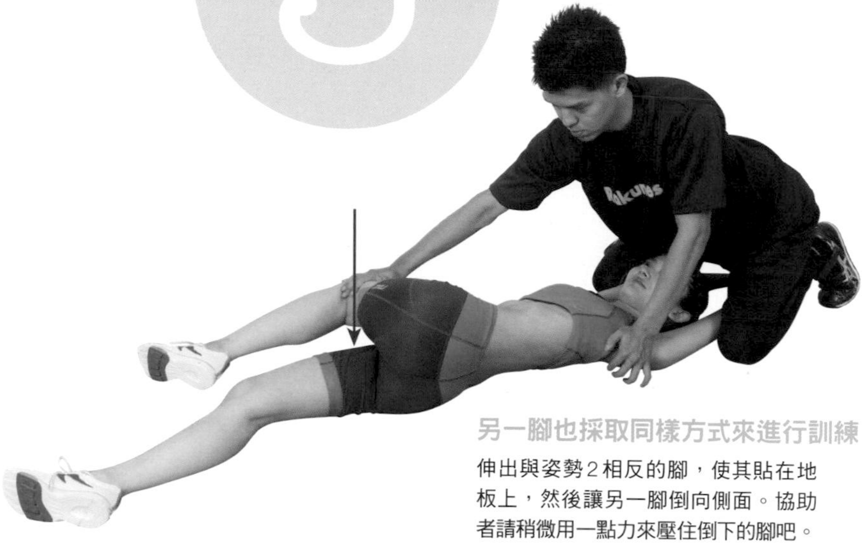

另一腳也採取同樣方式來進行訓練

伸出與姿勢2相反的腳，使其貼在地板上，然後讓另一腳倒向側面。協助者請稍微用一點力來壓住倒下的腳吧。

採取仰躺姿勢時的肩胛骨隆起模樣

○ 肩胛骨有隆起

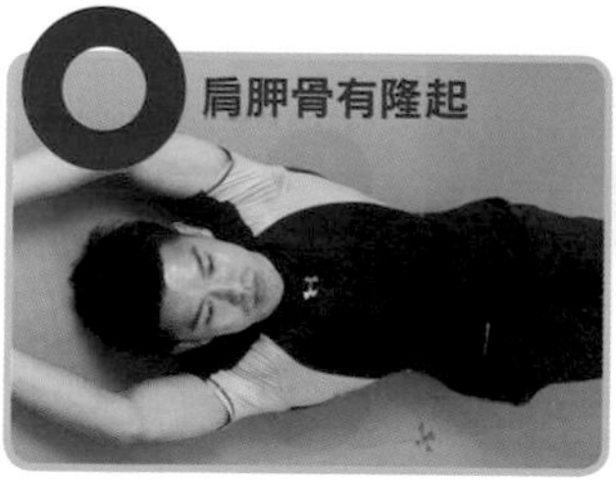

✕ 肩胛骨沒有隆起

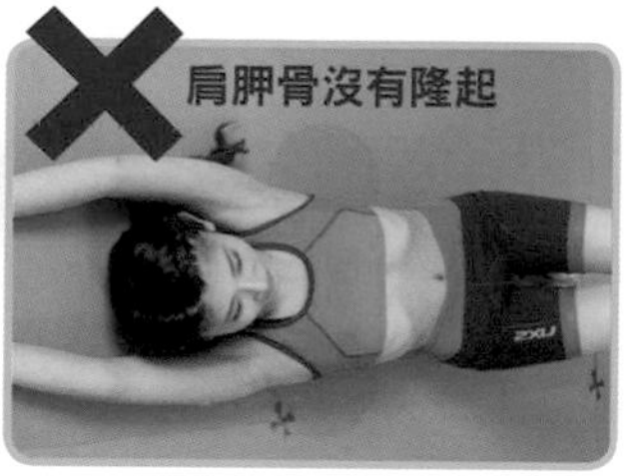

採取仰躺姿勢，並將手臂往上伸時，如果此人的肩胛骨有經常在活動的話，肩胛骨就會如同照片那樣，在腋下隆起。要是肩胛骨不太會隆起的話，就表示身體的柔軟度較低。

此運動的重點

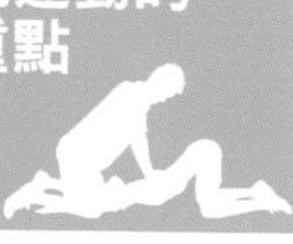

壓住肩胛骨與膝蓋，讓身體朝著對角方向伸展。

03 趴下後，請人壓住彎曲的手臂，然後左右扭動膝蓋以下的部位

雖然身體的方向相反，但此伸展運動也是要讓立起的腳倒向左右兩側，伸展身體。藉由請協助者將其中一側的手臂與肩膀壓住，就能讓手肘保持緊貼在地板上的狀態，進行更有效的伸展運動。

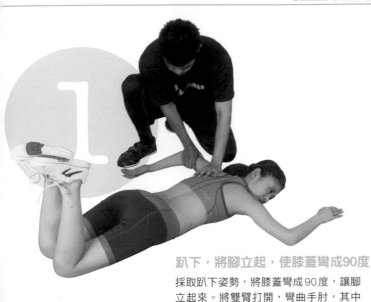

趴下，將腳立起，使膝蓋彎成90度

採取趴下姿勢，將膝蓋彎成90度，讓腳立起來。將雙臂打開，彎曲手肘，其中一手向上彎，另一手向下彎。協助者要將向下彎的手臂固定。

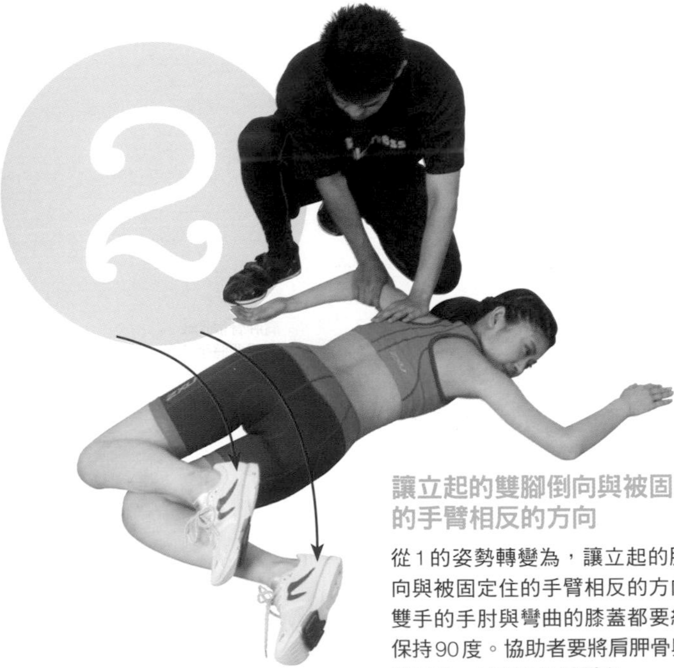

讓立起的雙腳倒向與被固定住的手臂相反的方向

從1的姿勢轉變為，讓立起的腳倒向與被固定住的手臂相反的方向。雙手的手肘與彎曲的膝蓋都要經常保持90度。協助者要將肩胛骨與手臂固定，以避免手肘懸空。

Use items
使用這個吧！

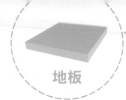

地板

3

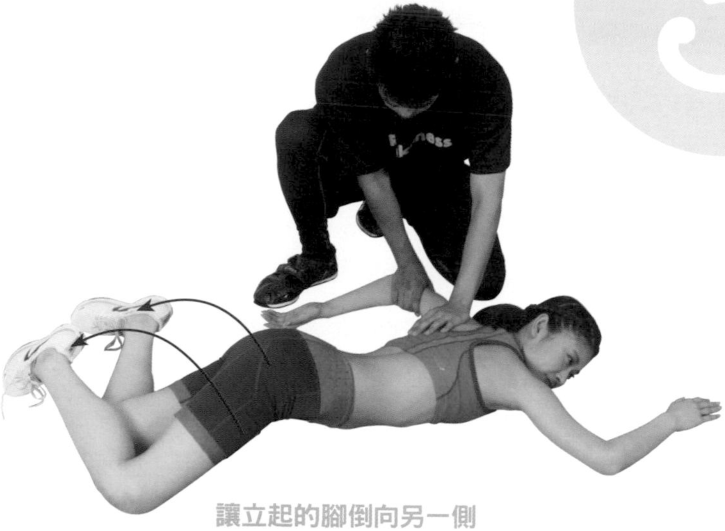

讓立起的腳倒向另一側

從姿勢2恢復成姿勢1，然後直接讓腳倒向被固定住的手臂的方向。透過腳部重量的拉力，肩胛骨周圍的肌肉會逐漸被揉開。

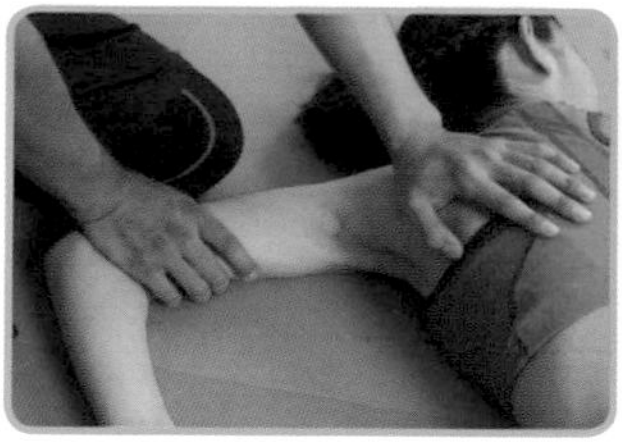

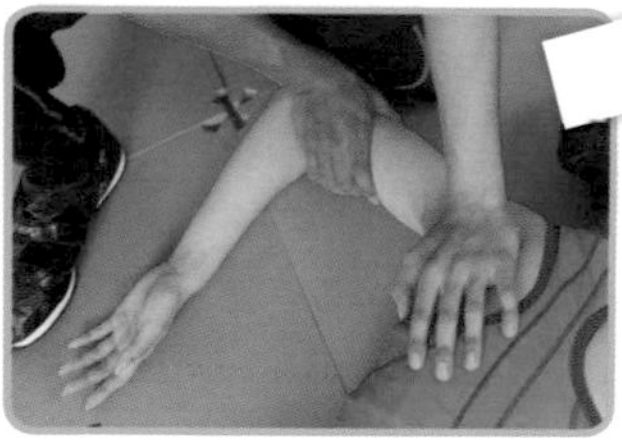

檢測

肩胛骨很僵硬的人，即使想要將手臂貼在地板上，手肘還是會翹起來。請協助者確實地壓住手臂與肩胛骨吧。

此運動的重點

將手臂固定，以避免手肘翹起，然後讓腳倒向側面。

04 讓身體呈T字形後，請人壓住手臂，然後讓雙腳交叉，扭動身體

雖然看起來很類似134～135頁的訓練菜單，但在此伸展運動中，要請協助者透過大腿來壓住臀部附近，提高伸展效果。藉此，就能對骨盆施加更大的扭力。

1 將雙臂橫向地伸直，請人將其中一手壓住

採取仰躺姿勢，將雙臂朝左右兩邊大大地張開，把其中一腳伸直，另一腳則彎成90度，並倒向側面。協助者要將與倒下的腳同側的肩膀與手臂固定住。

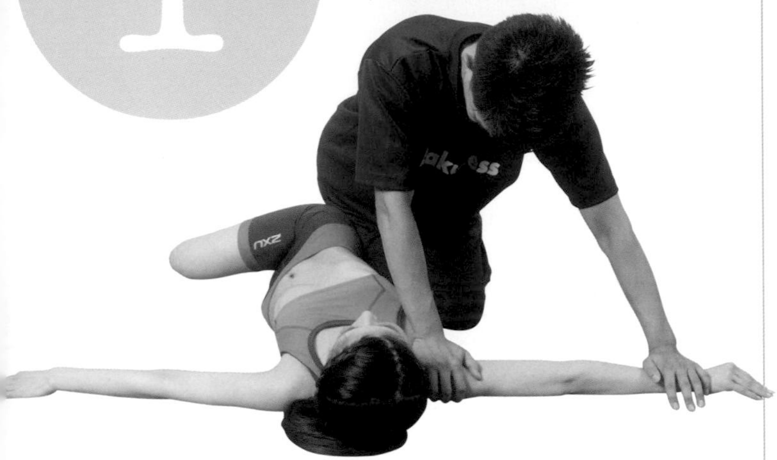

▼

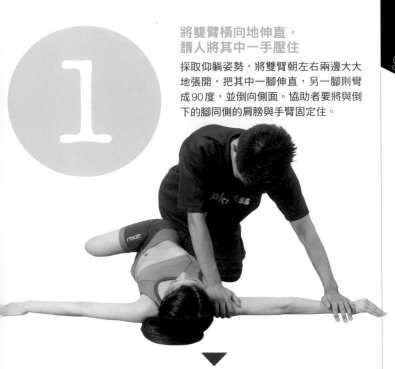

2 透過大腿來壓住臀部附近

協助者使用自己的大腿來壓住對方的臀部附近。藉由壓住身體，就能對腰部附近施加更大的扭力。

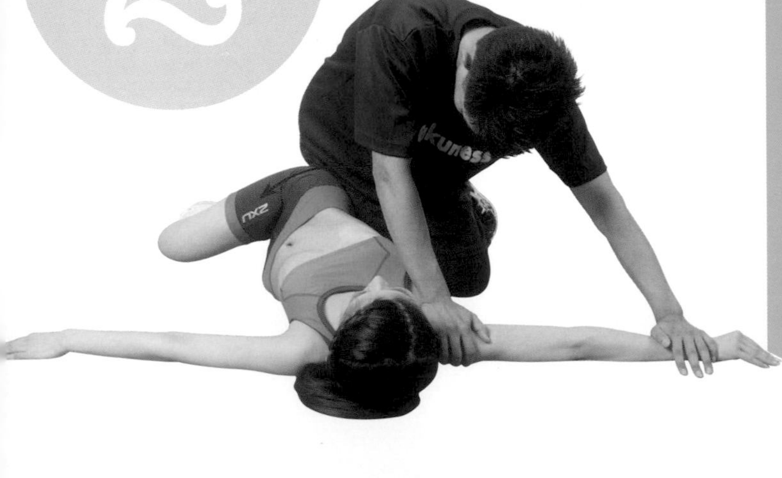

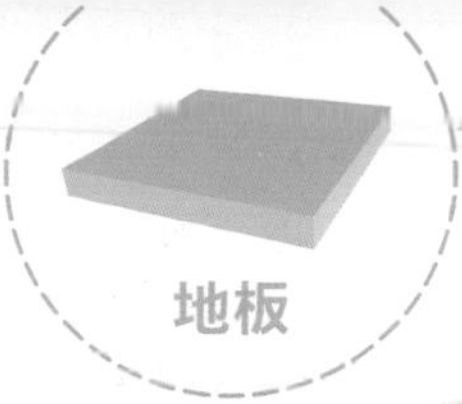

Use items
使用這個吧！

從其他角度觀看的話……

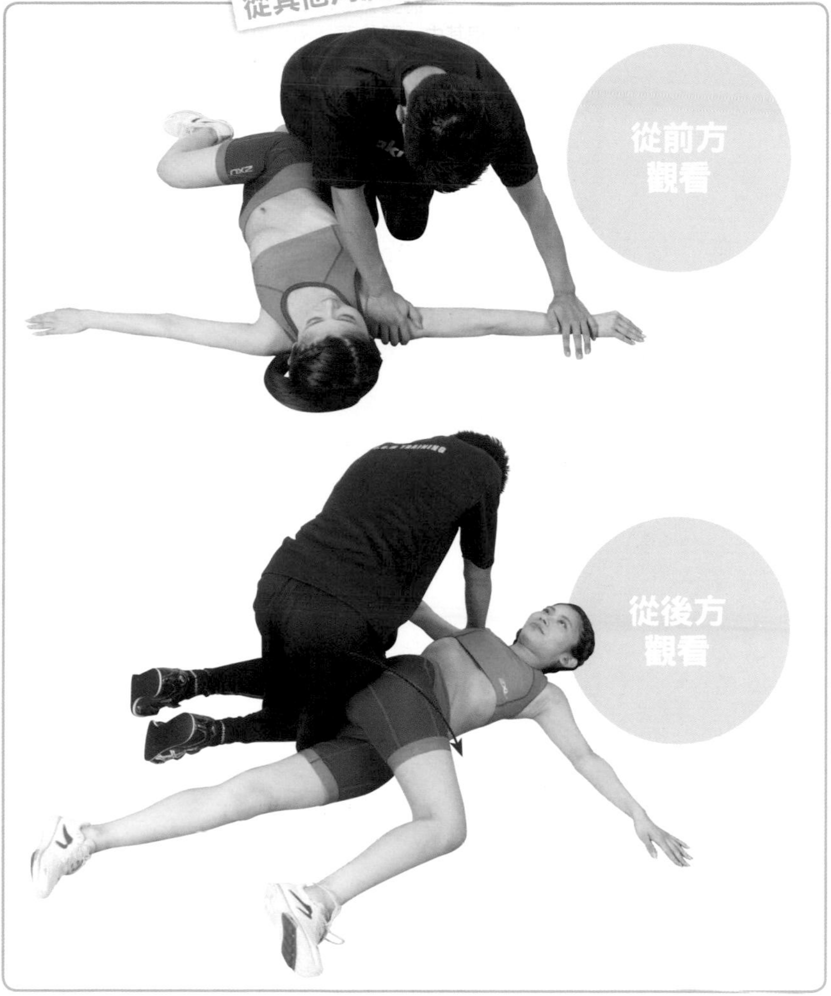

此運動的重點

協助者使用大腿來施加重量，提高扭力。

05

讓身體呈T字形後，請人壓住交叉的雙腳

此伸展運動可以說是92～93頁中所介紹過的「翹腳前屈運動」的應用型。採取仰躺姿勢，並將腳翹起後，請協助者壓住該腳，藉此來提高肩胛骨周圍的伸展效果。

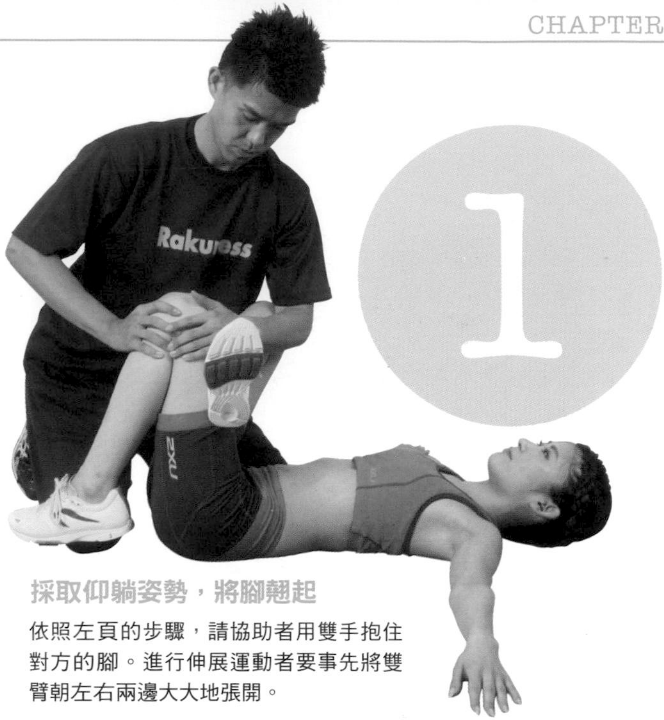

採取仰躺姿勢，將腳翹起

依照左頁的步驟，請協助者用雙手抱住對方的腳。進行伸展運動者要事先將雙臂朝左右兩邊大大地張開。

讓下半身靠近上半身

從1的姿勢轉變為，協助者將下半身推向上半身，看起來有如在摺疊身體。交叉的雙腳要保持固定姿勢，不要打開來。進行伸展運動者在受到擠壓時，請不要用力抵抗。

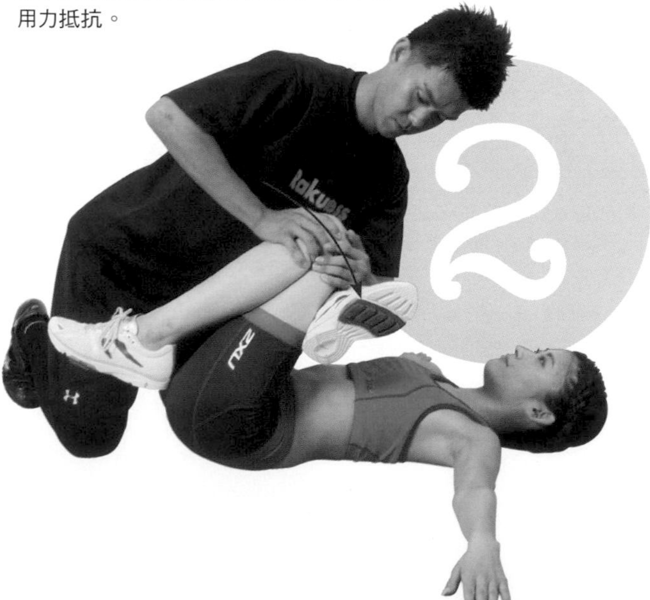

地板

Use items
使用這個吧！

雙人配合的步驟

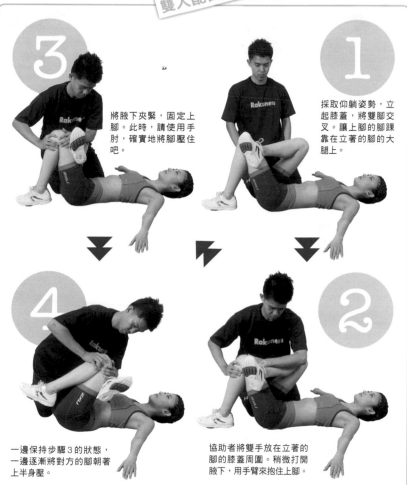

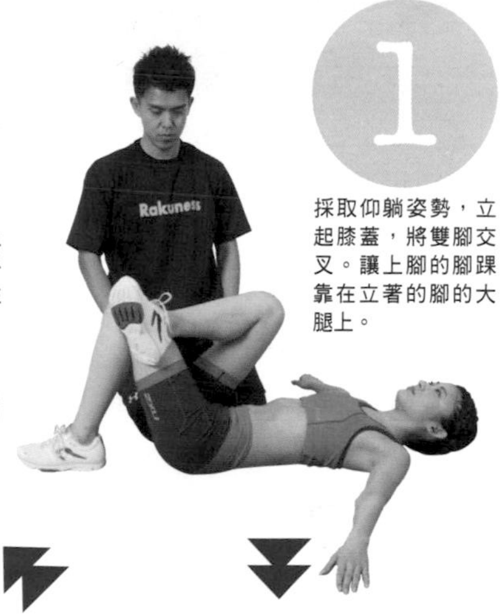

1 採取仰躺姿勢，立起膝蓋，將雙腳交叉。讓上腳的腳踝靠在立著的腳的大腿上。

2 協助者將雙手放在立著的腳的膝蓋周圍。稍微打開腋下，用手臂來抱住上腳。

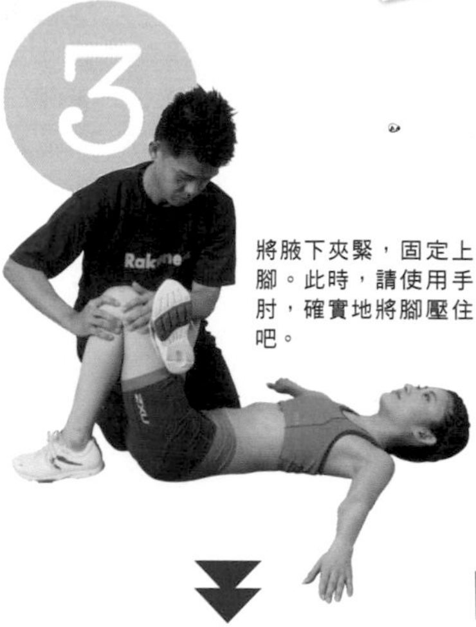

3 將腋下夾緊，固定上腳。此時，請使用手肘，確實地將腳壓住吧。

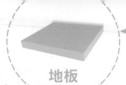

4 一邊保持步驟3的狀態，一邊逐漸將對方的腳朝著上半身壓。

此運動的重點

藉由將打開的腳關上，來伸展骨盆周圍。

06 請人壓住彎曲的雙腳，將雙腳打開

讓身體呈T字形後，

由兩人來進行102~103頁的訓練菜單。讓髖關節保持放鬆狀態，就能有效地進行伸展。採取仰躺姿勢後，就把身體交給負責施力的協助者吧。骨盆的可動範圍擴大後，就能將腳張得很開。

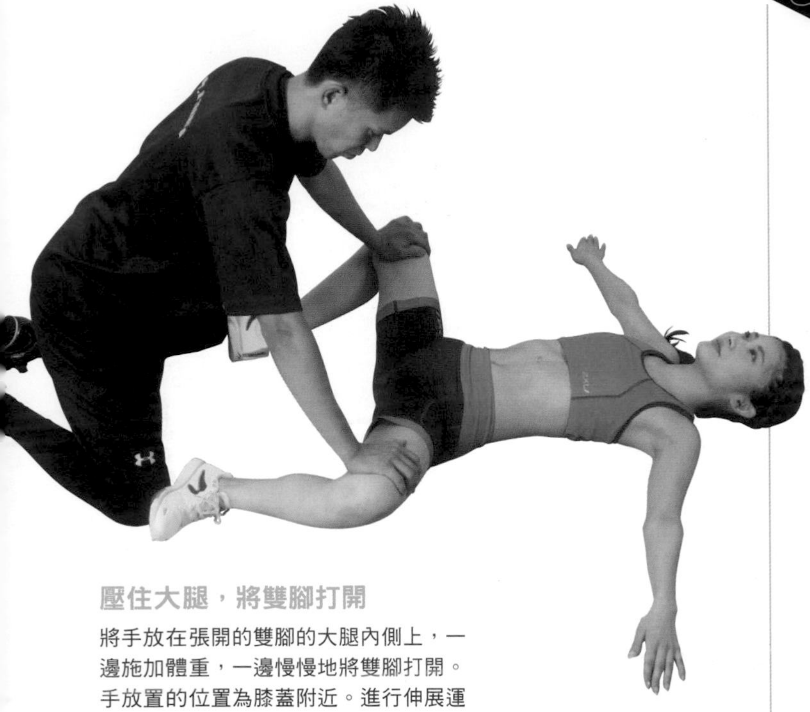

壓住大腿，將雙腳打開

將手放在張開的雙腳的大腿內側上，一邊施加體重，一邊慢慢地將雙腳打開。手放置的位置為膝蓋附近。進行伸展運動者請事先將身體放鬆。

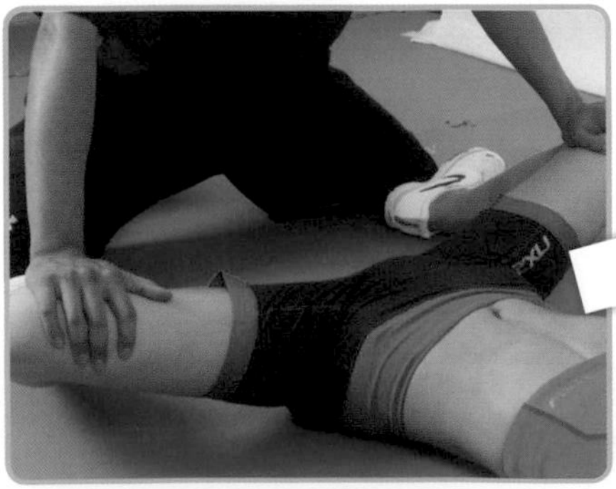

檢測

協助者在打開腳時，不必很用力。只要慢慢地將體重施加在大腿內側就夠了。

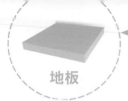

Use items

使用這個吧！

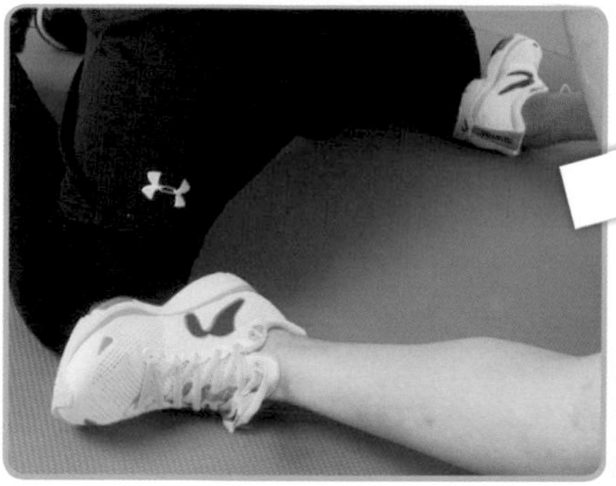

重點在於，進行伸展運動者要讓膝蓋維持直角狀態。協助者只要使用手肘來將腳固定，就能輕易地保持角度。

如果骨盆很硬的話

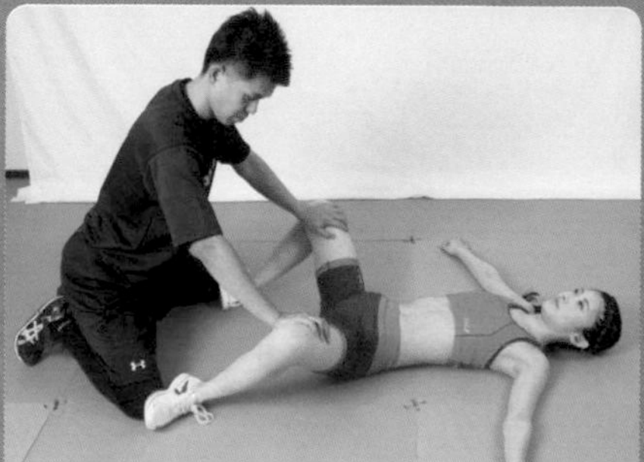

當進行伸展運動者的骨盆很硬時，可動範圍就會很狹小，無法將腳張得很開。在這種狀況下，勉強用力將腳打開會對身體造成很大負擔，所以不行。重點在於，協助者要一邊觀察進行伸展運動者的反應，一邊在適當的範圍內施力。為了確認可動範圍是否有逐漸擴大，請慢慢地施加力量吧。

此運動的重點

將腳固定，並維持腳的彎曲角度吧。

07

宛如要將胸部打開似的，請人將彎曲的手臂往後拉

這項由兩人來進行的伸展運動是肩胛骨放鬆伸展運動的應用型，能夠將胸部打開，使肩胛骨靠向中央。協助者一邊將膝蓋當作支點，一邊將對方的兩臂往後拉，藉此就能確實地讓肩胛骨靠向中央。

1

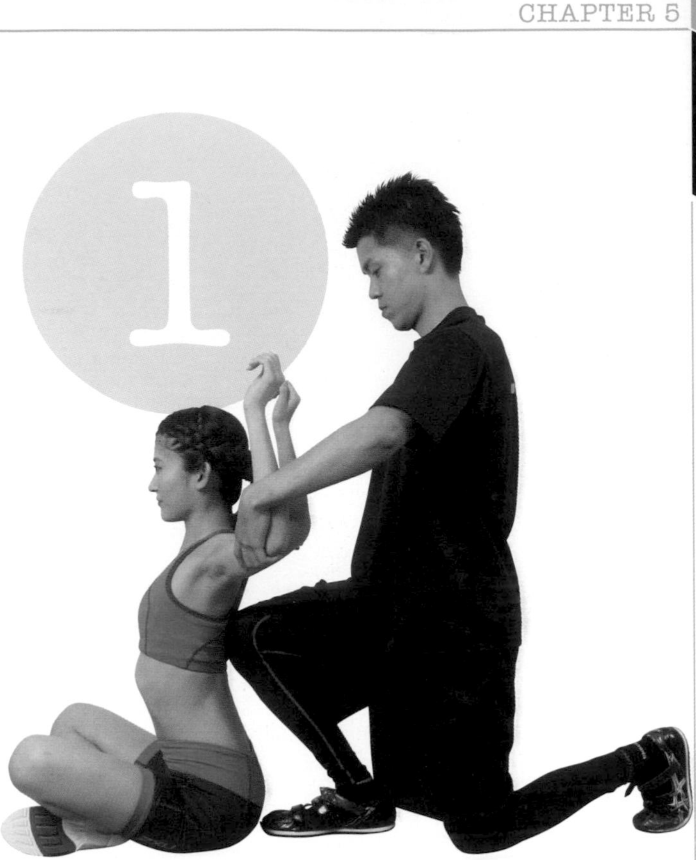

用膝蓋頂著背部，抓住雙手的手肘

進行伸展運動者採取盤坐姿勢，將手肘彎曲，大大地張開雙臂。視線朝向正前方。協助者用膝蓋頂著背部，從外側抓住手臂。

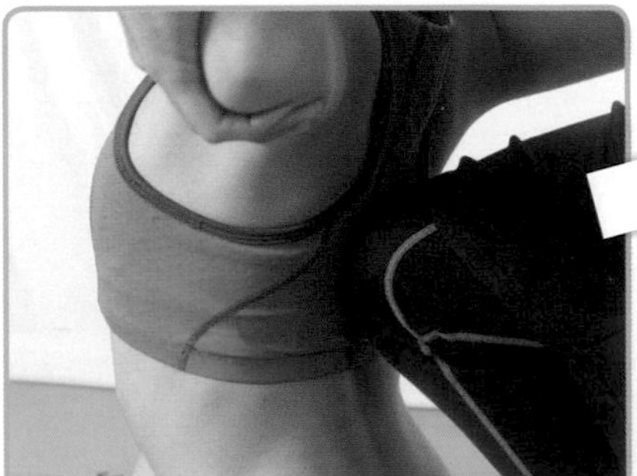

檢測

用膝蓋頂住對方的背部時，頂住的位置要比肩胛骨稍微低一點。差不多就是心窩的背後。如果位置太高的話，就會碰到肩胛骨，所以要注意。

Use items
使用這個吧！

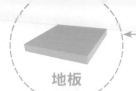

地板

將抓住的手臂拉向自己

協助者逐漸將抓住的雙臂朝自己的身體拉。進行伸展運動者，請將身體放鬆，並讓視線朝向正前方吧。

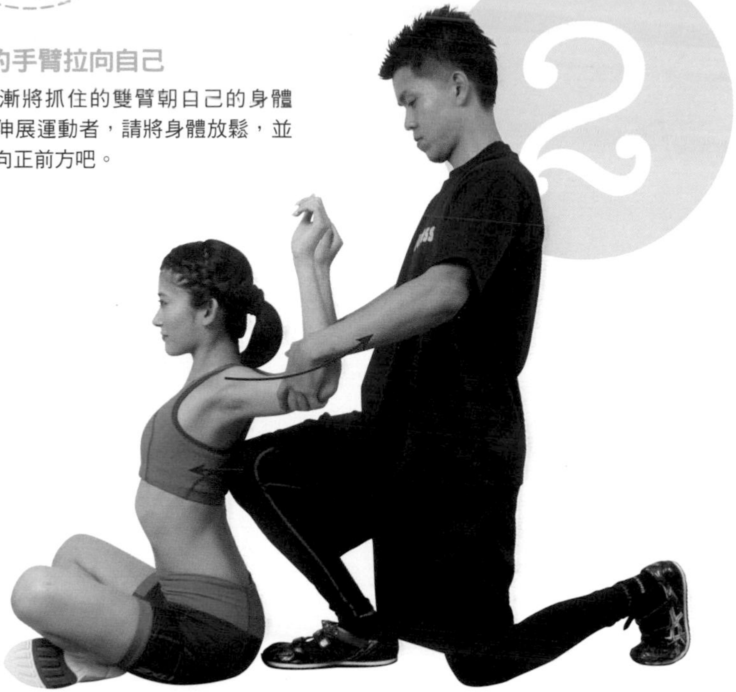

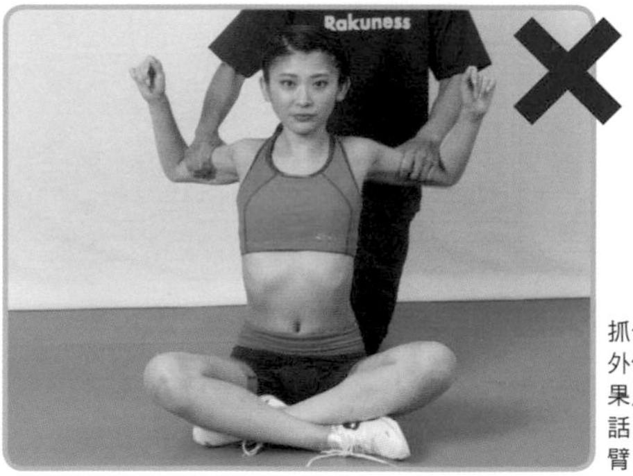

抓住手臂時，務必要從外側抓住手肘附近。如果只從內側抓住上臂的話，就無法拉動整隻手臂，不太能產生效果。

此運動的重點

要注意膝蓋與背部的接觸位置、手臂的抓法。

08

跪在地上將手臂伸長後，請人壓住背部

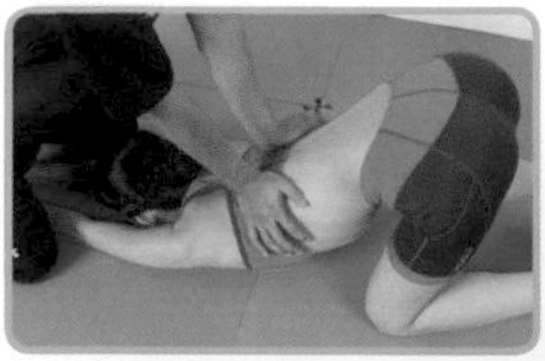

將手放在肩胛骨稍微下方的位置。將雙手打開，以類似包覆的方式來壓住背部吧。

1

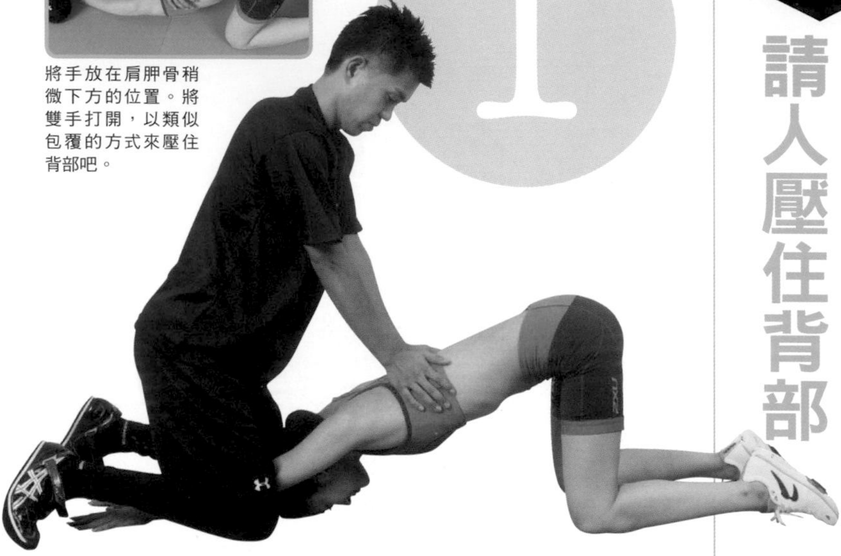

擺出「膝蓋跪地，並伸長手臂」的姿勢

將雙腳打開到與腰部同寬，然後讓膝蓋跪地，伸長手臂，做出很低的姿勢。把頭部放進雙臂之間。協助者要跪坐在地，用膝蓋來夾住對方的手臂，然後將手放在背部。

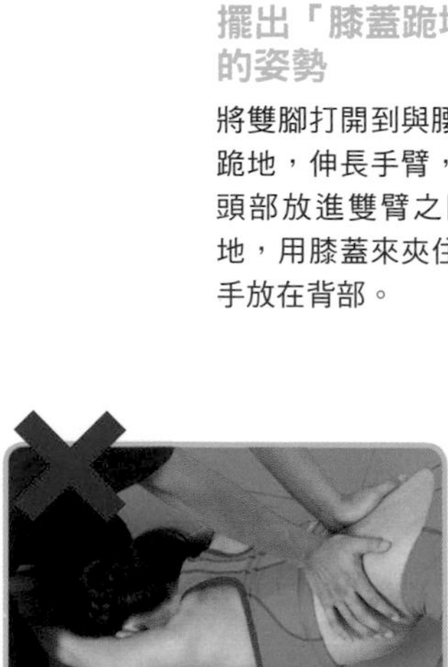

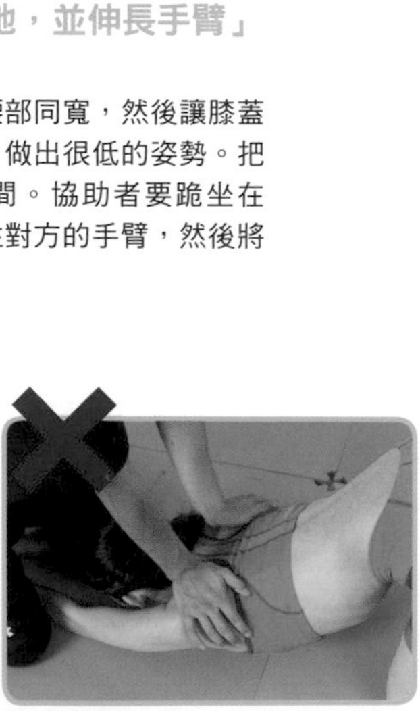

要特別注意，不要搞錯手放的位置。如果將手放在腰部，就會太低，若放在肩胛骨上，則會太高。先以144～145頁的訓練菜單中膝蓋所接觸的位置為基準，再去壓住背部吧。

在此伸展運動中，會藉由將頭部降到比肩胛骨低的位置，來把肩胛骨剝下。在60～61頁中，我們介紹過使用椅子或長凳來進行的伸展運動。藉由請人協助，就能將身體降到更低的位置。

Use items
使用這個吧！

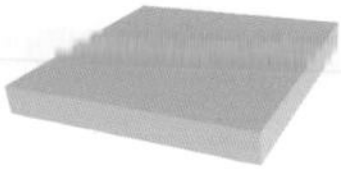

2

施加體重，逐漸壓住背部

慢慢地將體重施加在放在背部的手上，使背部逐漸彎曲。進行伸展運動者也要注意，不要讓腰部往前凸，導致臀部位置下降。

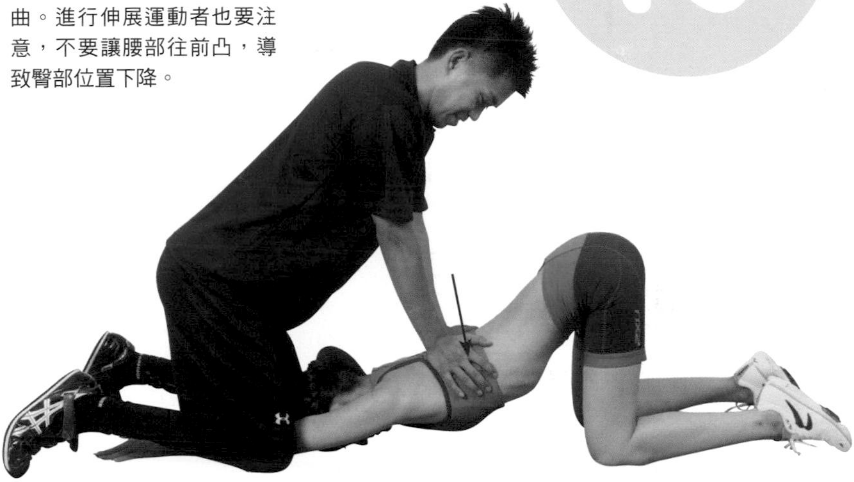

雙人配合的步驟

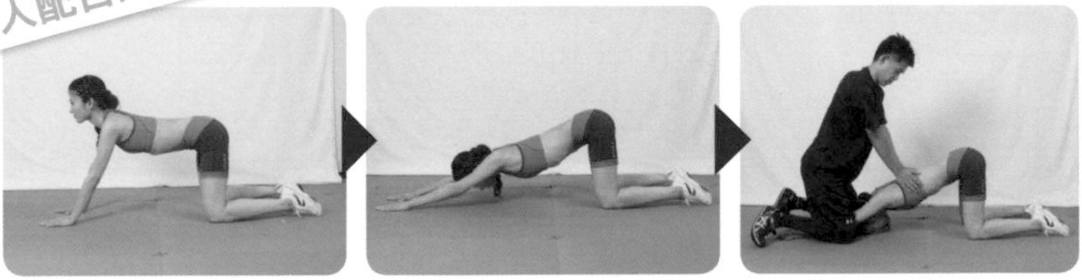

首先，將雙腳打開到與腰部同寬，然後讓膝蓋跪地。雙手打開到與肩膀同寬後，筆直地往前伸，然後將頭部放進雙臂之間。此時，腳的彎曲角度要保持90度。協助者要跪坐在地，用膝蓋來夾住對方的手臂，然後將手放在背部。

此運動的重點

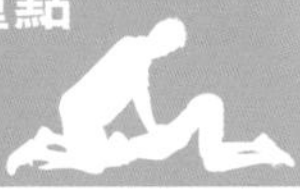

將手放在正確的位置，透過整個手掌來壓住背部。

去嘗試適合自己的訓練計劃吧！

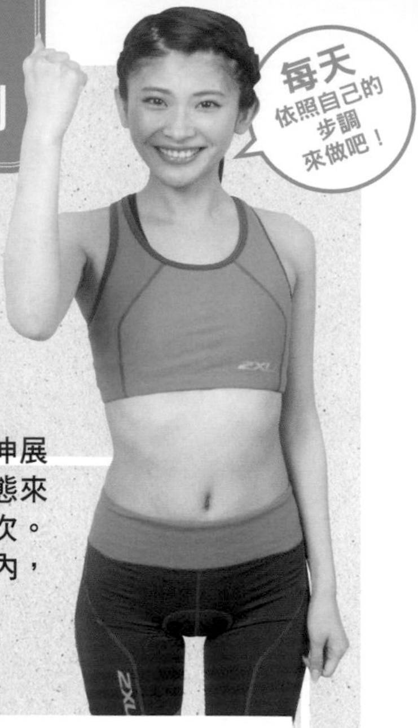
每天
依照自己的
步調
來做吧！

到目前為止，我們介紹了帶有各種不同目標的伸展運動訓練計畫。依照自己的身體特徵與生活型態來嘗試各種訓練計畫吧。6種訓練菜單都各做20次。將這樣的分量當作1組，在不會覺得難受的範圍內，只要一天做幾組，就會很有效果。

MENU

Part 1

推薦給「身體較僵硬的初學者」的訓練計劃

平常運動不足的人也能順利進行的訓練菜單。

Part 2

適合用來「伸展肩胛骨」的訓練計畫

以肩胛骨放鬆伸展運動為重點的訓練菜單。

Part 3

適合在事務工作空檔進行的訓練計畫

在事務工作的空檔，使用身邊的物品就能進行的訓練菜單。

Part 4

適合在運動前進行的訓練計畫

在打高爾夫球或棒球前，可以使用球桿或球棒來進行的訓練菜單。

Part 5

適合在就寢前・起床後進行的訓練計畫

彙整了容易在床鋪上進行的訓練菜單。

Part 1

推薦給「身體較僵硬的初學者」的訓練計劃

平常不太運動的人，身體總是會變得很僵硬。首先從能夠順利進行，且可以讓全身放鬆的伸展運動做起吧。

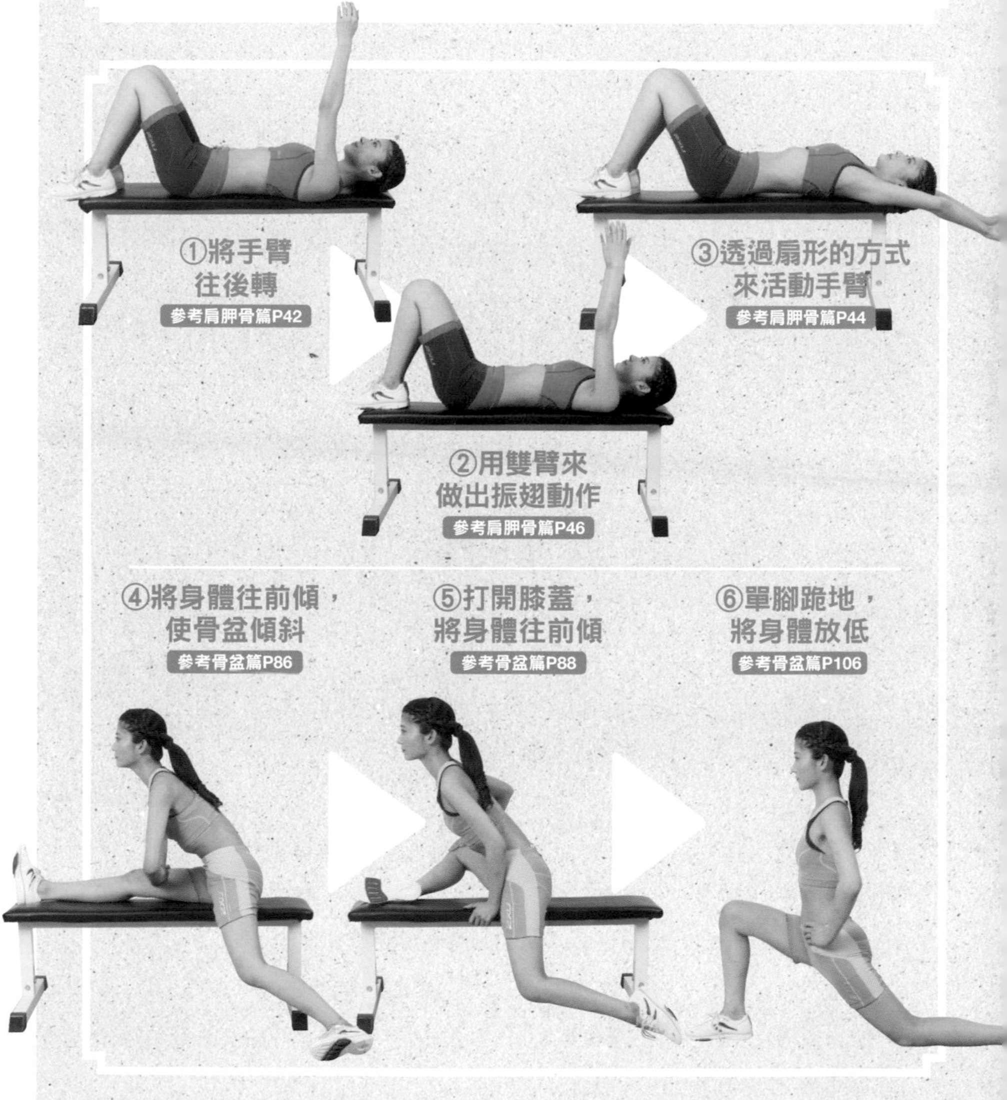
①將手臂往後轉
參考肩胛骨篇P42
②用雙臂來做出振翅動作
參考肩胛骨篇P46
③透過扇形的方式來活動手臂
參考肩胛骨篇P44
④將身體往前傾，使骨盆傾斜
參考骨盆篇P86
⑤打開膝蓋，將身體往前傾
參考骨盆篇P88
⑥單腳跪地，將身體放低
參考骨盆篇P106

適合用來
伸展肩胛骨的訓練計畫

以伸展肩胛骨為重點的伸展運動。適合想要改善以肩膀痠痛為首的肩膀症狀的人。

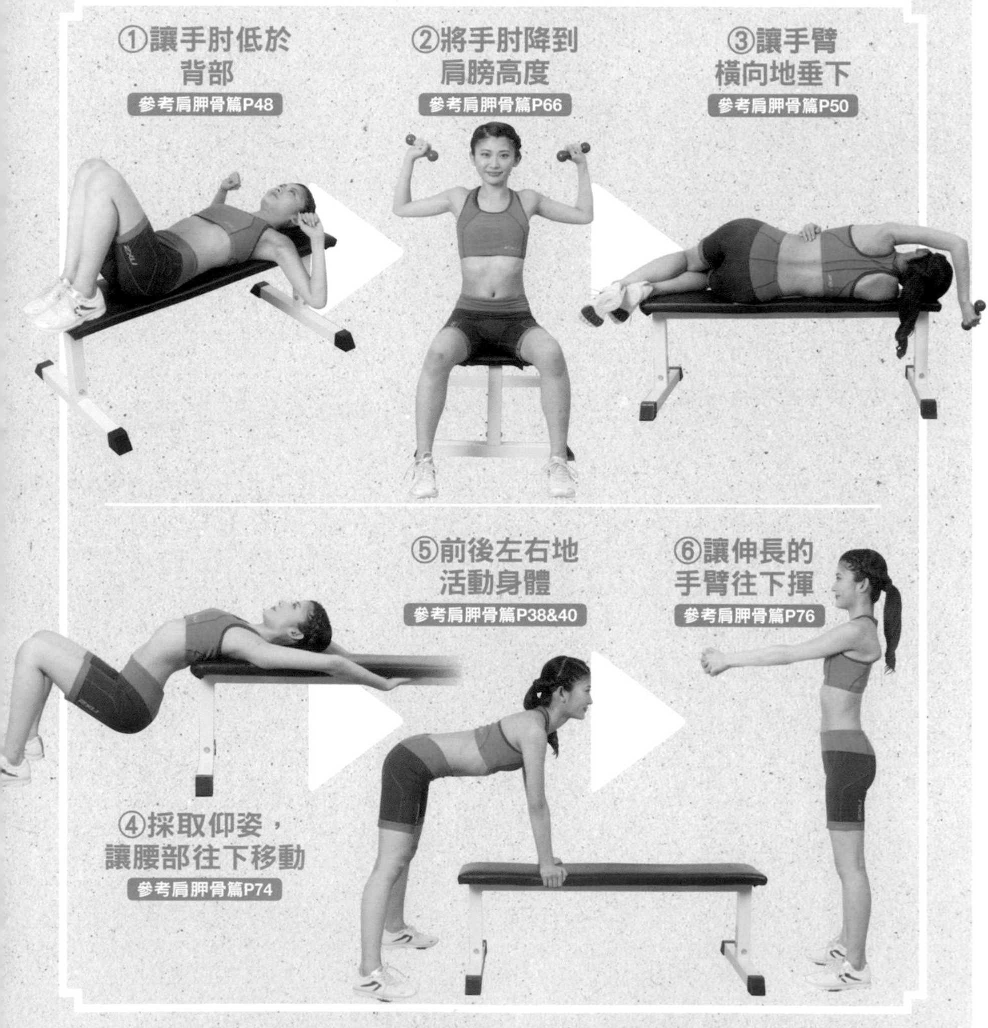
①讓手肘低於背部
參考肩胛骨篇P48
②將手肘降到肩膀高度
參考肩胛骨篇P66
③讓手臂橫向地垂下
參考肩胛骨篇P50
④採取仰姿，讓腰部往下移動
參考肩胛骨篇P74
⑤前後左右地活動身體
參考肩胛骨篇P38&40
⑥讓伸長的手臂往下揮
參考肩胛骨篇P76

Part 3

適合在事務
工作空檔進行的訓練計畫

適合即使不在自宅，也想在辦公室內利用工作空檔來做伸展運動的人。試著使用椅子與牆壁等到處都有的物體來進行訓練吧。

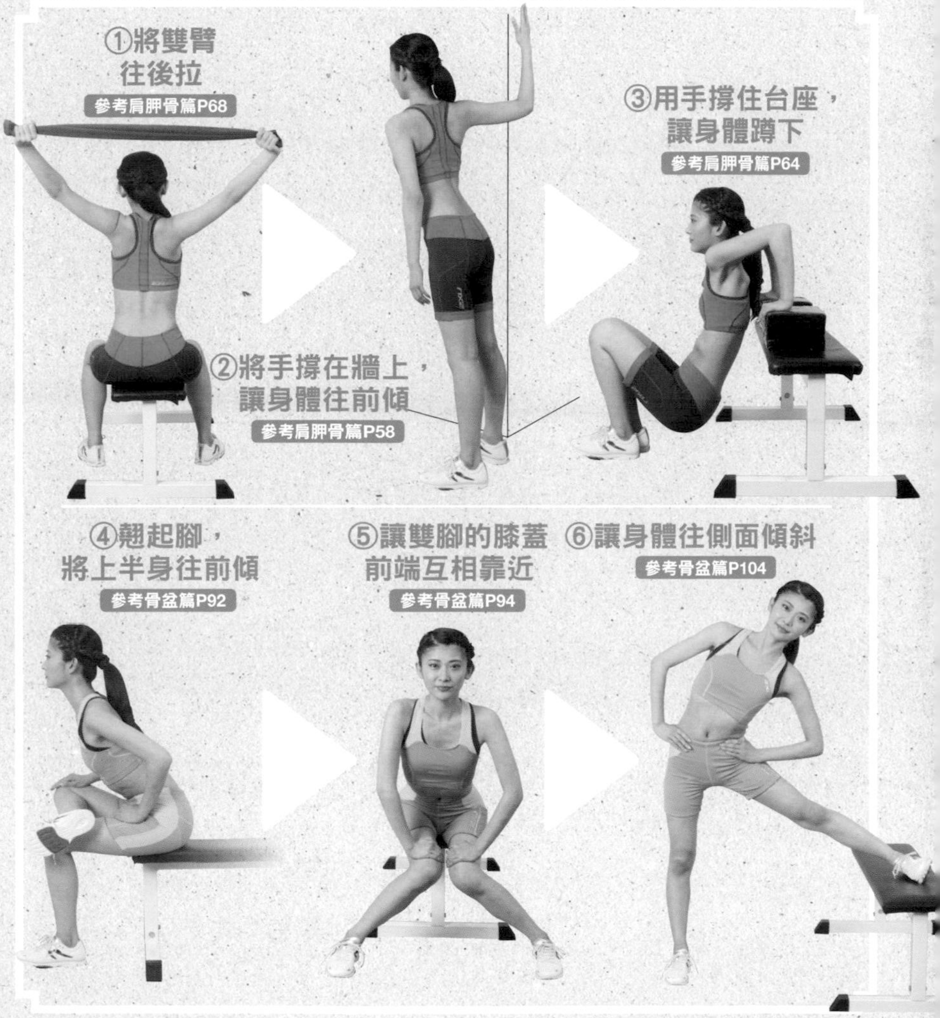

①將雙臂往後拉
參考肩胛骨篇P68
②將手撐在牆上，讓身體往前傾
參考肩胛骨篇P58
③用手撐住台座，讓身體蹲下
參考肩胛骨篇P64
④翹起腳，將上半身往前傾
參考骨盆篇P92
⑤讓雙腳的膝蓋前端互相靠近
參考骨盆篇P94
⑥讓身體往側面傾斜
參考骨盆篇P104

Part 4

適合在運動前進行的訓練計畫

使用球桿或球棒等物，在高爾夫球或棒球的練習前進行吧。有助於提昇球技、預防受傷。

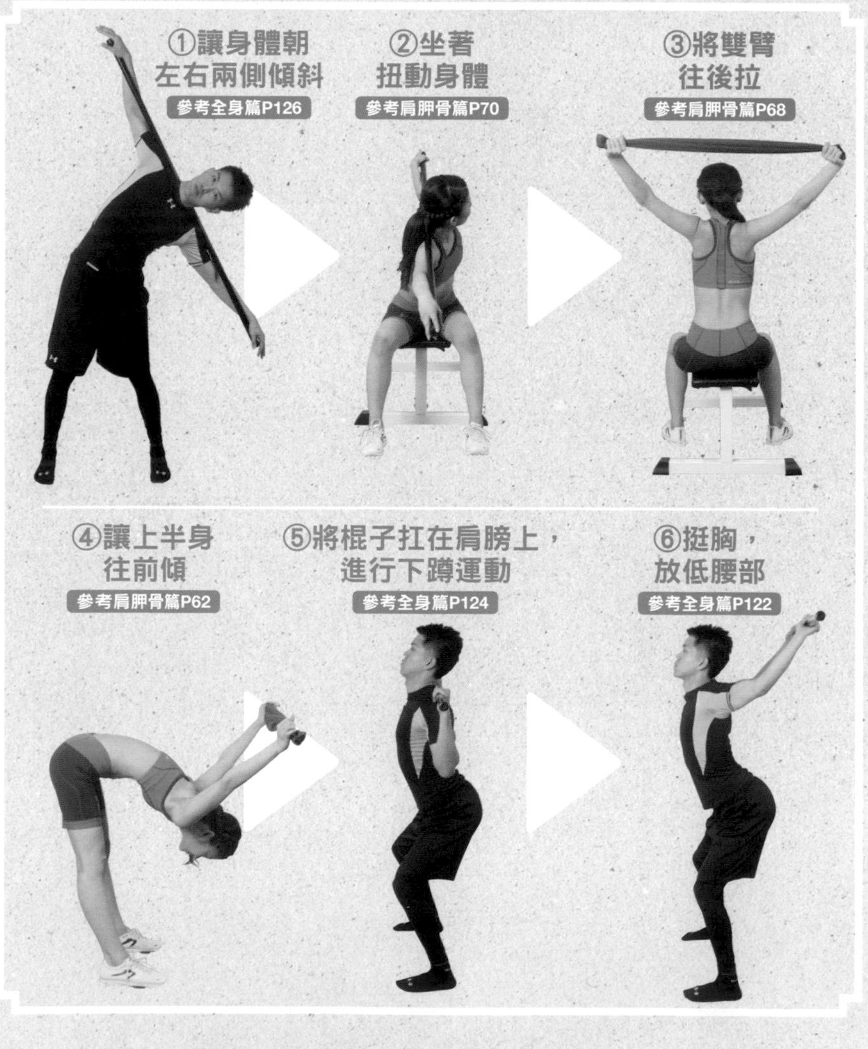

①讓身體朝
左右兩側傾斜
參考全身篇P126
②坐著
扭動身體
參考肩胛骨篇P70
③將雙臂
往後拉
參考肩胛骨篇P68
④讓上半身
往前傾
參考肩胛骨篇P62
⑤將棍子扛在肩膀上，
進行下蹲運動
參考全身篇P124
⑥挺胸，
放低腰部
參考全身篇P122

Part 5

適合在就寢前・起床後進行的訓練計畫

在身體較僵硬的就寢前與起床後，會想要在床上進行這類伸展運動。在一天的開始與結束，讓身體變得柔軟吧。

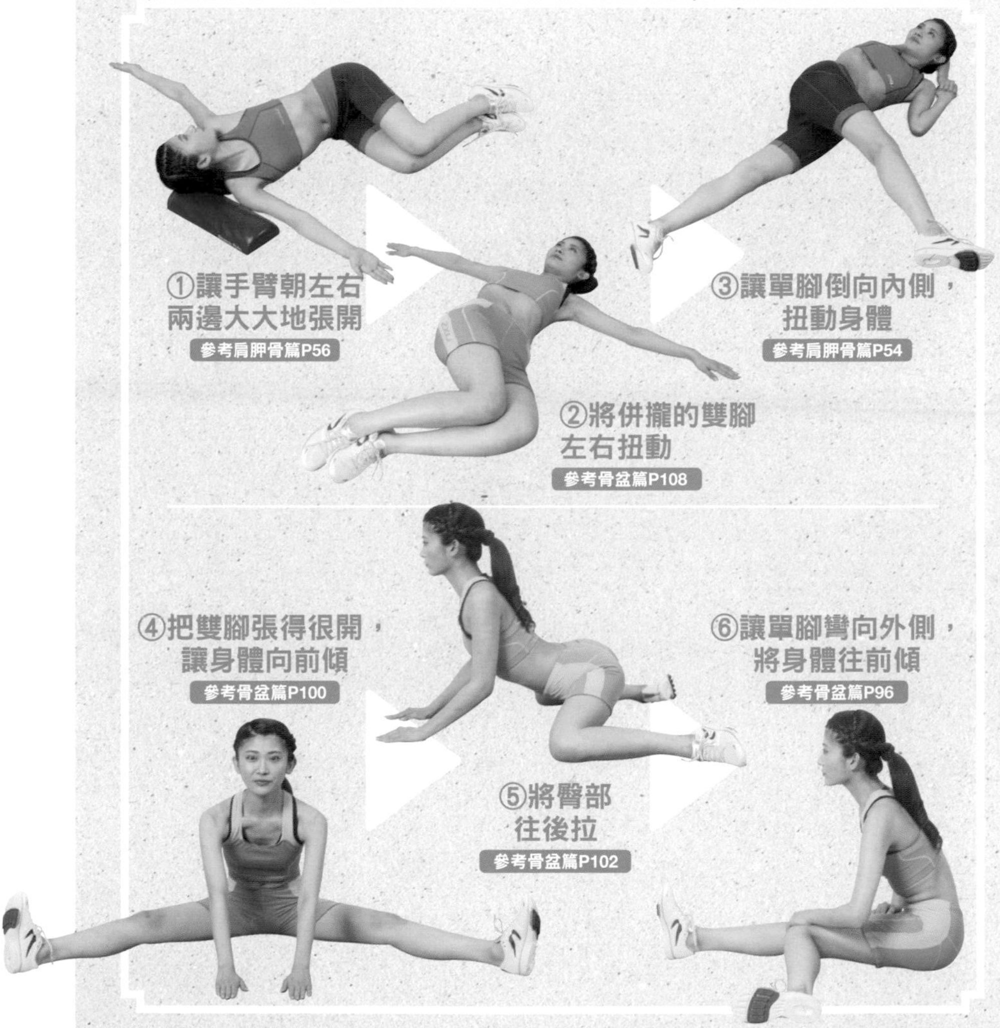

①讓手臂朝左右兩邊大大地張開
參考肩胛骨篇P56
②將併攏的雙腳左右扭動
參考骨盆篇P108
③讓單腳倒向內側，扭動身體
參考肩胛骨篇P54
④把雙腳張得很開，讓身體向前傾
參考骨盆篇P100
⑤將臀部往後拉
參考骨盆篇P102
⑥讓單腳彎向外側，將身體往前傾
參考骨盆篇P96

column 5 能夠將很難對付的僵硬肩胛骨伸展開來的秘訣！

介紹能夠直接「剝下」肩胛骨的方法

我們認為，實踐了本書到目前為止所介紹的伸展運動的人，也許能夠實際感受到某些效果。不過，在這些人當中，也許有的人遲遲無法將肩胛骨剝下，實際感受到的效果也不如預期。長期處於僵硬狀態的肩胛骨，有時的確非常頑固，難以輕易地被剝下。

我們想要介紹給這類讀者的就是，「透過人手來將肩胛骨剝下的方法」。

這並不是伸展運動，而是用手強制地將僵硬的肩胛骨剝下，使其恢復成原本健康狀態的方法。

當然，最佳的方法還是如同本書所記載的那樣，每天反覆地進行伸展運動，逐漸地將肩胛骨剝下。

不過，有的人光靠伸展運動還是怎樣都達不到想要的效果。這樣的人也許可以試試這個方法。

不過，透過此方法來剝下肩胛骨時，有一點要特別注意。那就是「一定要在接骨院等處，請專家來做」。

如果不是由非常了解人體結構的專家來執行此方法，反倒可能會弄傷肩胛骨與其周圍的肌肉，使身體受傷。即使搞錯了，也請別拜託家人或朋友來幫你剝下肩胛骨。

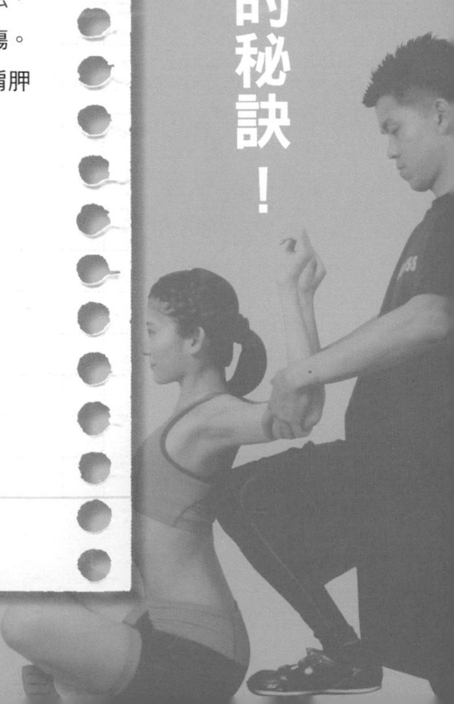

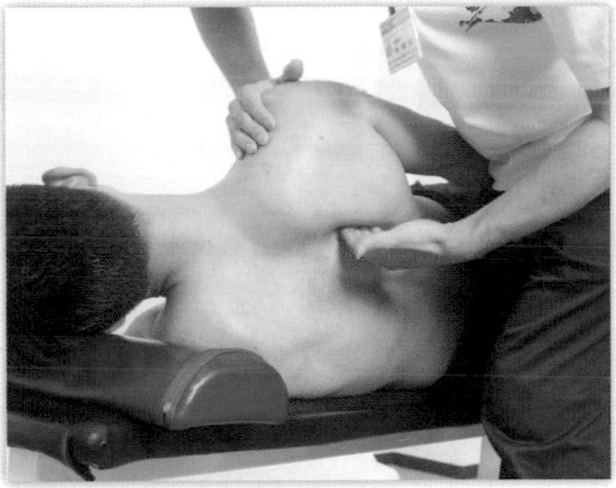

一邊從肩膀側面將肩胛骨朝
背部推，一邊將手指插進出
現在背上的縫隙。

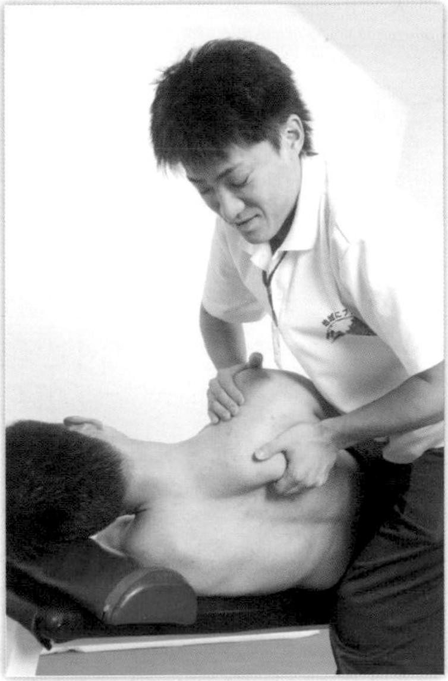

當肩胛骨剝落到某個程度
後，就能輕鬆地伸進手指
的第二指節。

協助拍攝／杉田接骨院

〒234-0054 神奈川県横浜市港南区港南台3-4-35 松田ビル 1F

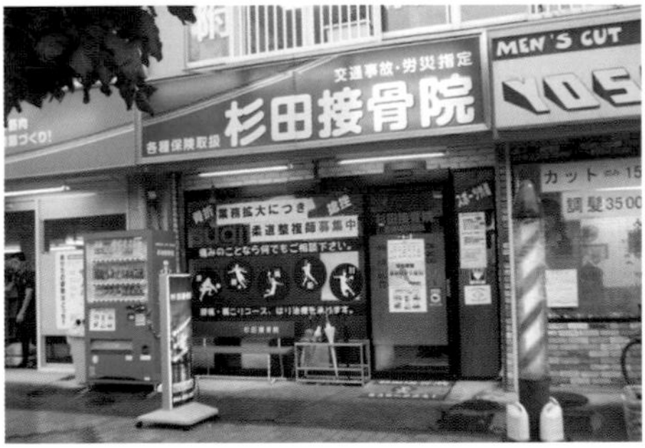

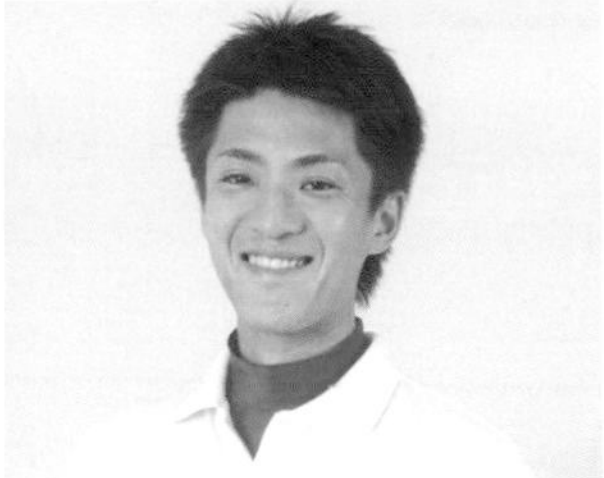

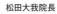

松田大我院長

epilogue
後記

原本，肩胛骨從屬於軀幹一部分的胸廓上剝落（分離），自由地活動，是一件理所當然的事。不過，應該有許多人在試著重新確認自己的肩胛骨後，會覺得肩胛骨比想像中來得僵硬吧。

現代人為了工作而一整天對著電腦，工作空檔也總是在滑手機……這種生活型態往往會使姿勢變得固定。

因此，透過頸部來大幅活動肩關節周圍部位的機會也很有限，肩胛骨也會變得僵硬。然而，現在正在閱讀本書的各位，已確實遇上了一個能夠察覺並改善這種狀態的機會。

本書所介紹的方法，都不是什麼特例。為了讓肩胛骨與骨盆恢復原本的動作，大家只要每天反覆地進行適度的伸展運動即可。

實際上，在試著將本書中的伸展運動大致做過一遍的人當中，應該已經有人開始實際感受到體內產生的變化了吧。

請大家務必要持續進行「肩胛骨放鬆伸展運動」。如此一來，身體應該就會產生比現在更大的變化。

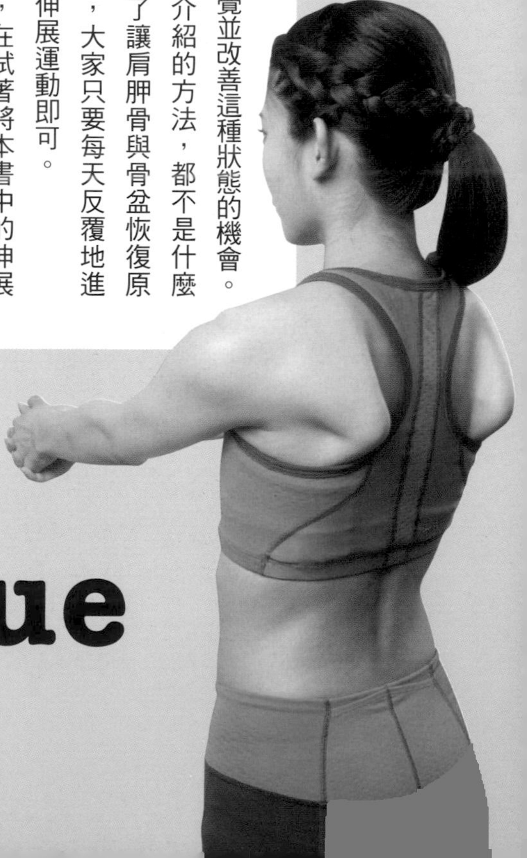

Profile
監修者介紹

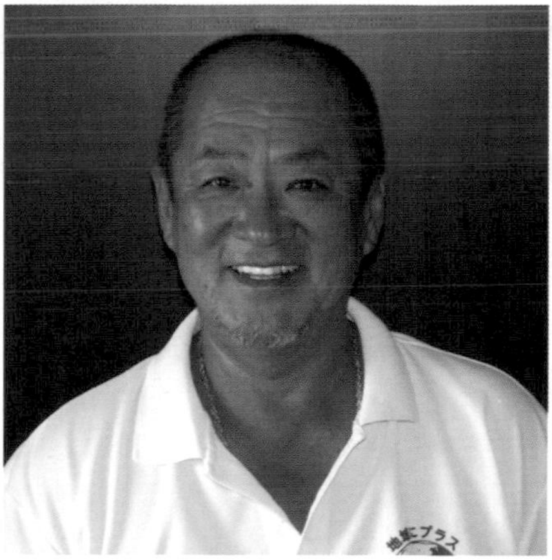

MEDICALBAY股份有限公司
代表 杉田一壽

出生於靜岡縣靜岡市。畢業於常葉學園橘高中後，就讀關東學院大學，後來在日本柔道整骨專科學校學習柔道整骨術，在1997年創立杉田接骨院，2010年創立「ラクネス」。也在以橫濱DeNA海灣之星為首的國內外棒球隊擔任訓練師。

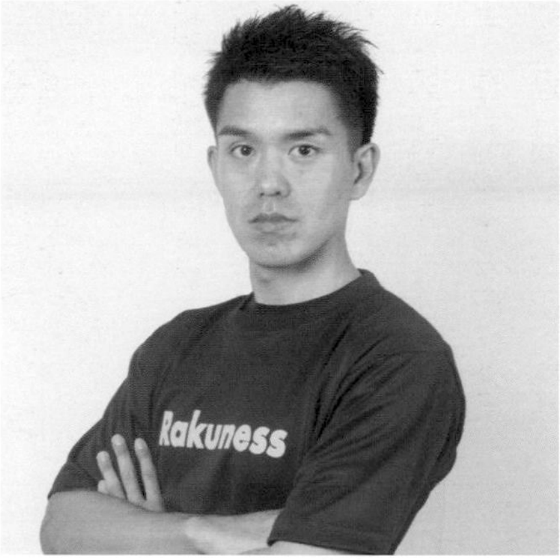

MEDICALBAY FITNESS「ラクネス」
首席訓練師 若林孝誌

出生於神奈川縣橫濱市。在健身中心Reflexer的大野誠斗寬先生身邊學習UGM健身法（Utilizing Gravity Movement Method，利用重力來進行運動的方法）。現在，他在「ラクネス」進行各種指導，協助專業運動員提昇比賽表現，幫助中高齡人士與女性維持健康。

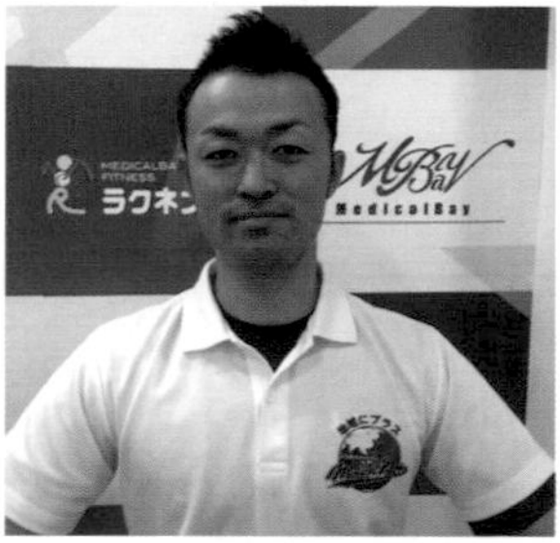

訓練師
安田裕希

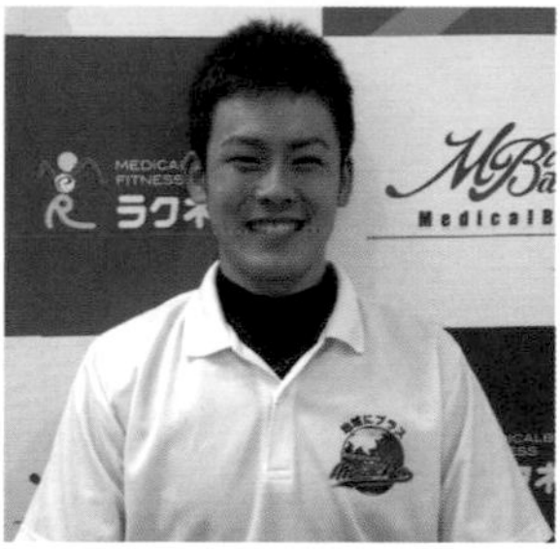

訓練師
橋爪脩祐

設施介紹

在「ラクネス」，為了達到與本書所介紹的伸展運動相同的目的，會使用活動式伸展機「Hogrel」等設備來進行效果更好的訓練。

使用「Hogrel」來進行的運動並非「肌力訓練」。以往的訓練用機器的目的為「施加負荷，使肌肉變大」。相較之下，「Hogrel」的目的則是「擴大關節的可動範圍，將肌肉揉開，提高柔軟度」。尤其是，為了促進身體背部肌肉的動作，此機器採用了基於運動軌跡與人體負荷考量的獨特設計。由於機器會協助人們進行動作，所以使用者能夠在低負荷的狀態下反覆進行運動。另外，由於此設備能夠在讓肌肉放鬆的狀態下使用，所以即使頸部、肩膀、腰部有出現症狀，也能在不會讓使用者感到疼痛的情況下，改善肌肉與關節的症狀。

「ラクネス」除了會指導客人使用「Hogrel」來進行運動以外，也提供各種訓練計畫，受到「因為運動不足而對身體不適症狀感到苦惱的中高齡人士」、「以減肥為目的的女性」、「想要提昇比賽表現的專業運動員」等各種客層的支持。

協助拍攝／MEDICALBAY FITNESS「ラクネス」

〒234-0054 神奈川県横浜市港南区港南台3-4-35
http://www.ラクネス.com

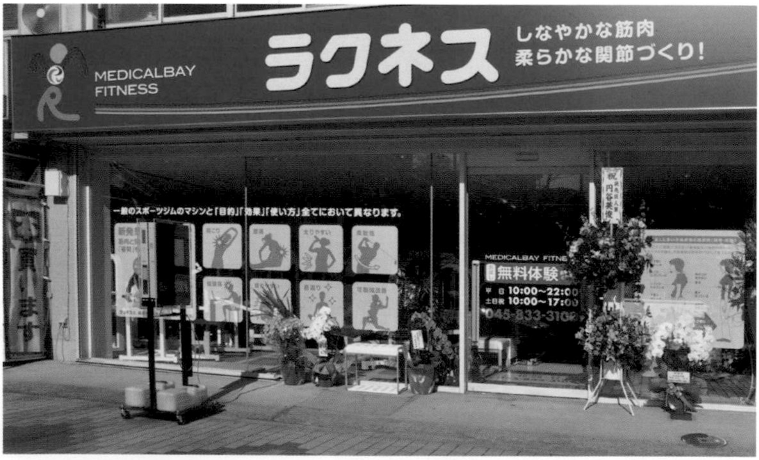

在「ラクネス」，會由專業運動選手來擔任訓練師。157頁所介紹的安田、橋爪訓練師也一邊在本店擔任負責指導客人的工作人員，一邊在獨立聯盟當職棒選手。

採用「Hogrel」的「ラクネス」的訓練實例

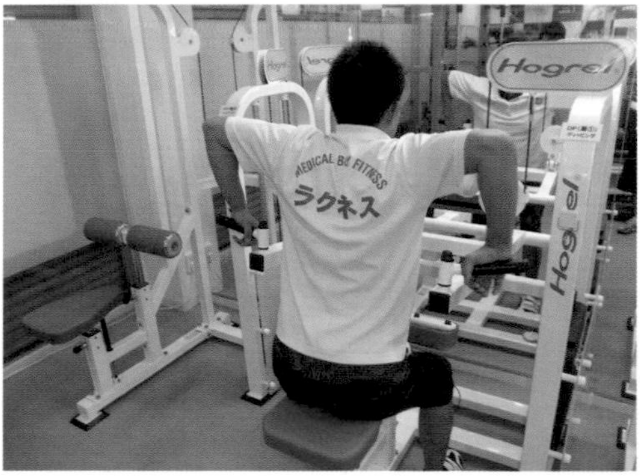

dipping

依照機器的動作，有節奏地讓手肘上下活動，藉此來促進肩胛骨與鎖骨的活動，擴大肩胛骨的可動範圍。能夠有效地消除以肩膀痠痛為首的肩膀不適症狀。

pullover

此機器能夠藉由讓伸長的手臂前後活動，來擴大肩胛骨的可動範圍，並同時提昇肩胛骨與軀幹的聯動性與平衡。上臂、側腹部、背部的肌肉也會逐漸變得柔軟。

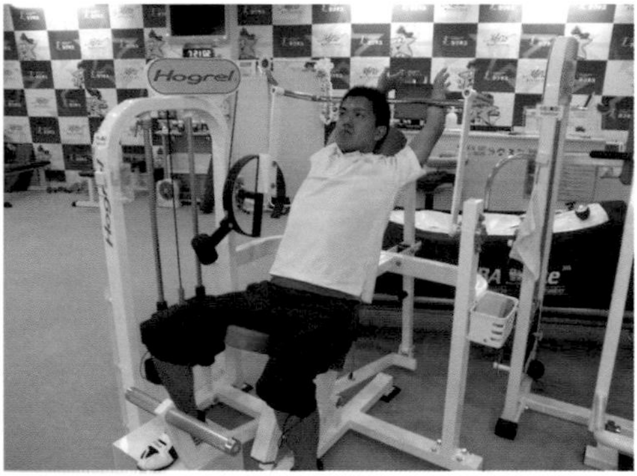

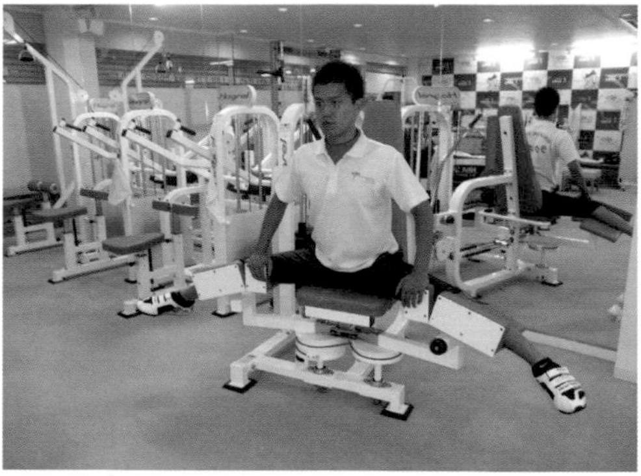

innerthigh

在骨盆很穩定的狀態下，讓腳張得很開，提昇髖關節周圍的柔軟度。讓原本往後傾的骨盆回到正確位置，有效地改善走路姿勢。

TITLE

疲勞硬梆梆的肩胛骨 一口氣甦醒

STAFF

出版	瑞昇文化事業股份有限公司
監修	杉田一壽・若林孝誌 （MEDICALBAY FITNESS ラクネス）
譯者	李明穎
總編輯	郭湘齡
責任編輯	黃思婷
文字編輯	黃美玉 莊薇熙
美術編輯	陳靜治
排版	執筆者設計工作室
製版	昇昇興業股份有限公司
印刷	桂林彩色印刷股份有限公司
法律顧問	經兆國際法律事務所 黃沛聲律師
戶名	瑞昇文化事業股份有限公司
劃撥帳號	19598343
地址	新北市中和區景平路464巷2弄1-4號
電話	(02)2945-3191
傳真	(02)2945-3190
網址	www.rising-books.com.tw
Mail	resing@ms34.hinet.net
初版日期	2017年5月
定價	320元

ORIGINAL JAPANESE EDITION STAFF

編集・構成	竹田東山／倉本皓介（青龍堂）
執筆	大塚一樹
写真	真崎貴夫
イラスト	木村智美
カバー・本文デザイン	雨奥崇訓／小林正俊
撮影モデル	牧ありさ（フロス）
ヘアメイク	麻里暁代
衣装協力	2XU（有限会社スタイルバイク）

國家圖書館出版品預行編目資料

疲勞硬梆梆的肩胛骨 一口氣甦醒 /
山田一壽, 若林孝誌監修 ; 李明穎譯.
-- 初版. -- 新北市 : 瑞昇文化, 2017.05
160 面 ; 14.8 X 21 公分
ISBN 978-986-401-169-8(平裝)

1.骨科 2.疼痛 3.健康法

416.6 106006130